「腸を温める」と体の不調が消える

松生恒夫

青春新書
INTELLIGENCE

「腸を温める」と体の不調が消える

目次

1章 その健康常識、腸にはストレスです 13
4万人の腸を見続けてきたからこそわかる真実
健康ブームの一方で、腸ストレスは悪化している 14
若年化する腸の疾患 16
「日本人の腸」にいま、何が起こっているのか？ 19
少食、断食が腸に及ぼす影響 21
ローカーボダイエットはこんな危険をはらむ 22
誤ったダイエット情報にダマされてはいけない 24
「朝食抜き」は腸に大きなストレス 26
〝食の欧米化が日本人を不健康にした〟は本当か？ 28
「玄米菜食」は必ずしも腸にいいとはいえない 32
食物繊維も摂り方しだいでマイナスにはたらく 34

腸の健康にはヨーグルトが効く？ 36
「日本人の腸」に合った健康法がある 38

2章 「日本人の腸」を悩ませる、5つのストレス 41

腸を冷やし、サビさせ、免疫力を下げる意外な原因

腸ストレスを引き起こす5つの原因 42
どの腸ストレスに悩まされているかを知るチェックリスト 44

酸化ストレス～大量の活性酸素が腸内をサビさせる 48
腸内で活性酸素が大量発生する原因 49

低体温ストレス～持続的な冷えが、腸のはたらきを低下させ、抵抗力も弱める 52
体温調整機能が乱れる日常習慣 53
低体温ストレスで免疫力も下がる理由 57

欠食・偏食ストレス～腸のリズムを狂わせ、便秘などを引き起こす　59
食べるタイミングが腸に重要な秘密　60
心理ストレス～過敏性腸症候群などをもたらす、腸と脳の密接な関係　62
腸が「第2の脳」といわれる本当の理由　63
免疫ストレス～がんをはじめ、アレルギー症状との関連も　66
腸内細菌のバランスがくずれるきっかけ　67
たんぱく質の不足が「免疫ストレス」を引き起こすことも　69

3章　「腸を温め」5つのストレスを取り去る食べ物・食べ方

ただ温かい物を食べるだけでは腸は温まらない！　71
酸化ストレスを取り去る食べ方　72
腸を病気から守るファイトケミカル　72

ＥＸＶオリーブオイルの驚異の抗酸化作用　75
発がんへの反応を抑制するはたらきも　77
がん予防に効果的なカルシウム　80
低体温ストレスを取り去る食べ方　82
腸の保温効果が持続する国民食　82
シナモン・ジンジャー・ティーの温め効果　84
ＥＸＶオリーブオイルだけにある高い保温力　88
寝る前にはオリーブ・ココアを　90
砂糖の代わりに、善玉菌を増やすオリゴ糖を摂る　93
欠食・偏食ストレスを取り去る食べ方　96
食物繊維を理想的に摂るためのＦ・Ｉ値とＳ・Ｆ値　96
心理ストレスを取り去る食べ方　101
植物性乳酸菌は心のストレスも緩和してくれる　101
ペパーミント・ティーで、気持ちも腸もスッキリ　103

心理ストレスを減らしてくれるビタミンC 106

免疫ストレスを取り去る食べ方 108
いま注目されている大麦のβ-グルカン 108
免疫力アップに欠かせないグルタミン 110
グルタミン酸は腸のパワーの源 112
腸を動かすマグネシウムには、大腸がんの予防効果もあり 113
アルコールと腸の適切な関係 116
潰瘍性大腸炎になりやすい食べ物 117
腸がこれらの肉を喜ばない理由 118

腸ストレス全般から腸と体を守る 123
EXVオリーブオイルは、万能の腸ストレス解消食 123
ピロリ菌退治にも効果あり？ 126
オリーブオイルは認知症にも有効!? 127
腸に本当にいいオリーブオイルの選び方 130

4章 「温めて、動かす」毎日のちょっとした生活習慣 133
腸がスッキリしたら、体の不調がウソのように消えた！

腸ストレスを取り去る生活習慣 134
「何を食べるか」だけでなく「どう食べるか」も重要 134
腸の排ガス力を高める半身浴 136
体も腸も温める質のいい睡眠法 138
この正しい姿勢が腸の負担を軽減する 141
寝覚めの習慣が腸を正常にはたらかせる 144

腸ストレスを取り去る運動 146
腸によく効くウォーキング 146
腸をゆるめて動かすストレッチ 148
このエクササイズでストレスに強い腸になる 150

腸をリラックスさせる習慣　153

腸の緊張を解くにはスローテンポの音楽がいい　153
アロマバスが腸を癒やしてくれる　155
腸をリラックスさせるマッサージ　158

どうしても下剤が手放せない人へ　160
腸ストレスが原因の大腸がんが心配な人には……　163
腸ストレスを取り去る1週間シミュレーション　166
朝：目覚めに温かいスープで腸も爽快　166
昼：ブレイクタイムには、脳をクールダウンさせて腸力回復　168
夜：体も腸も温め、リラックスさせる夜の工夫　171

付録　腸を温め、動かす！　5つの腸ストレス解消レシピ　175

酸化ストレスを取り去るレシピ
1　アボカドサラダ　176
2　ニンニクトマト　177
低体温ストレスを取り去るレシピ
3　生姜カレースープ　178
4　梅《うめ》生《しょう》姜《が》醤《じゃん》ティー　180
欠食・偏食ストレスを取り去るレシピ
5　ワカメ生姜雑炊　181
6　寒天入り納豆汁　182
心理ストレスを取り去るレシピ
7　ザワークラウトスープ　183
8　甘酒ミルク　184

9　バナナとイチゴ、甘酒のスムージー　185
免疫ストレスを取り去るレシピ
10　サーモンユッケ　186
11　ツナと海藻のサラダ　187
おわりに　188

編集協力／モジ カンパニー
レシピ制作／横塚美穂
本文イラスト／中川原透
本文DTP／エヌ・ケイ・クルー

1章

その健康常識、腸にはストレスです

4万人の腸を見続けてきたからこそわかる真実

健康ブームの一方で、腸ストレスは悪化している

温暖化の影響なのでしょう。暑い夏が長く続くと思ったら、秋を通り越して一気に冬になる。そんな季節の傾向が、このところよく見られます。そのため腸が急激な気温変化についていけず、冷えて動きが停滞するために便秘などに悩まされて、私のクリニックを受診する方が多くなっています。

夏は夏で、ずっとクーラーの利いた部屋にいるために、冷えを訴え、腸の不調を訴える人が後を絶ちません。

私は何年も前から、日本人の腸が大きなストレスにさらされていると警鐘を鳴らしてきましたが、この間も改善される兆しは見られません。むしろ、30年前から現在まで、4万人以上の〝日本人の腸〟を見続けてきた医師の実感として、日本人の腸ストレスは、ますます悪化してきている、といわざるをえない状況です。

私が医学部を卒業した１９８０年には、大腸内視鏡検査を実施できる医師は国内にはまだあまりいませんでした。それは、大腸の病気がそれほど多くなかったからでもあります。

医師のほうでもとりあえず胃の内視鏡検査ができればよしとされていました。

しかし現在では、その事情は大きく変化し、大腸内視鏡検査の重要性がより高まっています。それは胃の病気よりも大腸の病気の増加が深刻になってきたからにほかなりません。昨今の日本消化器内視鏡学会での発表の半数以上が、腸に関するものであることからも、それは明らかです。

いかに現代の日本人の多くが、腸ストレスを抱えるようになったかがおわかりいただけるでしょう。

高度経済成長期以降、日本は食事の面でも大変豊かになりました。しかし、そんな飽食の時代は生活習慣病をはじめとするさまざまな深刻な病気を招くことにもなりました。

その反省からか、近年人々の健康の意識は高まっています。次々に現れては消え去る健康ブームはその象徴といっていいでしょう。ひとたびある栄養素ががんを予防すると話題になれば、その成分を含む食品が品切れになるほど、私たちは健康の維持に熱心であるといえます。

しかし、はたしてそうした努力は報われているのでしょうか。私たちは相変わらずさまざまな病気に悩まされ続け、平均寿命も男女とも世界一の座を転げ落ちてしまいました。

30年以上もの間、腸を専門に多くの患者さんを診察してきた私には、便秘をはじめ、腸の不調を訴える人が増える一方であるという事実が気になります。

若年化する腸の疾患

その象徴といえるのが、大腸がん患者の増大です。なかでも私が気になるのは大腸がんの若年化です。

大腸がんの罹患《りかん》率は一般的に、50代から上昇し始め、高齢になるほど高くなります。しかし、1970年代には40代の患者数はごくわずかでしたが、近頃ではそれほど珍しいものではなくなってきました。

ポリープのなかでも最もがん化しやすいとされる腺腫性《せんしゅせい》のポリープの多くはS状結腸や直腸（17ページの図を参照）にできやすく、発症頻度は比較的高いほうで、50~60代では約30%の人に見つかります。こちらも最近では若い人の発生率が高くなっており、40代でもその確率は以前に比べて高くなっています。

ポリープが必ずがんになるというわけではありませんが、そのポリープが便のたまるS

状結腸や直腸にできやすいという事実から、臨床医の多くは便秘と大腸がんには何らかの関連があるのではないかと考えています。

大腸がんの発生部位で最も多いのが直腸がんで約40％。それに続くのが、直腸の手前にあるS状結腸で約30％です。直腸は、腸による消化・吸収の最終地点として、食べたものに含まれる添加物などのがん化促進物質が、最も濃縮された状態で下りてくる場所です。

（図1）ヒトの胃と腸

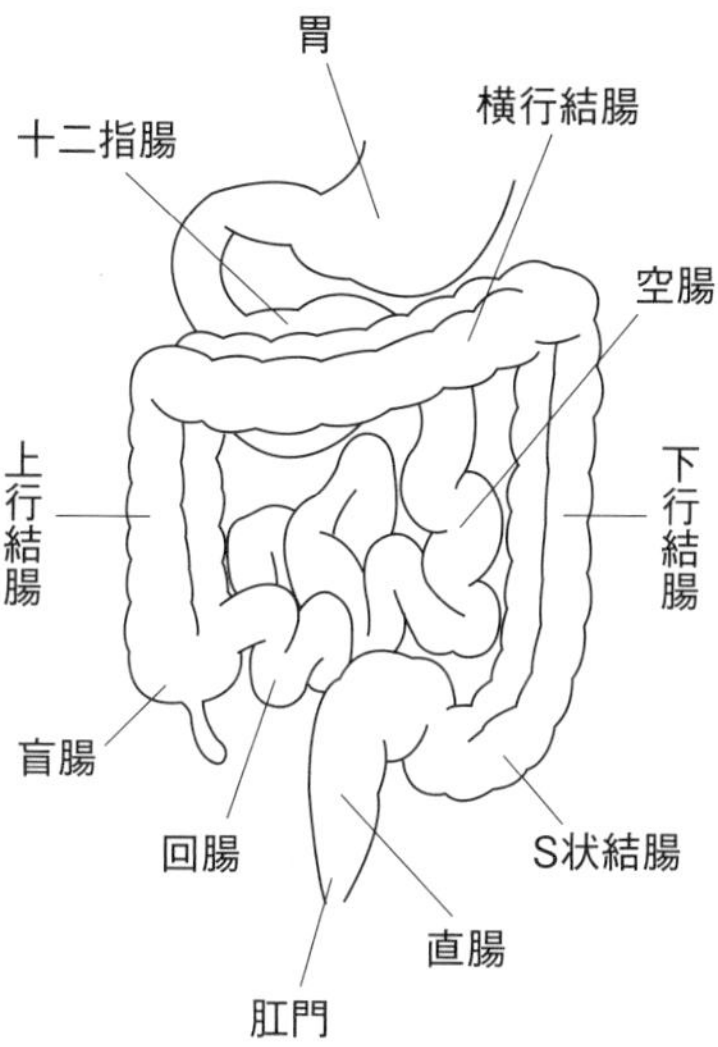

よって、便秘になることで、それらの内容物が直腸に長くとどまってしまうことが、大腸がん発症の要因のひとつになっているのではないかと考えられるのです。

直腸の手前にあるS状結腸でがんが多く見つかるのも、同様の要因によるものだろうと推測されます。

以前は少なかった大腸がんの発

生数がこれだけ増えたのは、日本人の腸内環境の悪化がからんでいることは間違いないのです。大腸がんは2003年以降、女性のがん死因の第1位を占めています（男性は3位）。

ちなみに、平成10年の「国民生活基礎調査」では便秘であると回答した人は、人口1000人あたり女性46・7人、男性で18・6人でしたが、平成22年の同調査では女性で50・6人、男性で24・7人と、その数は増加傾向にあることがわかります。

さらに、潰瘍《かいよう》性大腸炎やクローン病といった腸の疾患も増えています。

安倍首相が前回の総理時代に悩まされたことで知られるようになった潰瘍性大腸炎は、大腸に炎症を起こす病気で、びらんや潰瘍などが直腸から連続して結腸まで発生し、症状としては下痢や下血、腹痛、発熱などが見られます。重症例で10年以上経過すると、大腸がんのリスクが高まってきます。

クローン病は、食道から胃、小腸、大腸、肛門までの消化管全体に炎症が多発したり、潰瘍ができたりするのが特徴です。腹痛、下痢、下血、発熱、体重減少などの自覚症状を伴い、治療がやや困難な病気です。

いずれも、1980年代の日本ではほとんど見られない疾患でした。ところが、食生活が欧米化（正しくは、北欧米化）するにつれて、これらの患者数が増加したことは確かです。

現在、クローン病の患者は約2万8000人、潰瘍性大腸炎ではなんと約13万人いると推定されています。

「日本人の腸」にいま、何が起こっているのか？

これはいったい何を物語っているのでしょうか。

日本人の腸が大きく変化しているのは間違いありませんし、さらにいえば、そのことが腸だけでなく、日本人の健康に大きな影響を及ぼしているのではないかと考えられるのです。なぜなら、腸は私たちの健康をつかさどる〝中心的な器官〟だからです。

小腸と大腸からなる腸の役割で、すぐに思いつくのが「消化・吸収」ではないでしょうか。ご存知のように、胃でその一部が消化された食べ物は、まずは小腸でさらに消化・吸収され、大腸は主にその老廃物を排泄する役目を担っています。

しかし腸の重要な役割は、それだけではありません。「腸は人体最大の免疫器官」といわれるように、腸には私たちの健康にとって大変重要な「免疫機能」があるのです。体内に侵入してきた細菌やウイルス、あるいは日々発生するがん細胞などを攻撃し、病気を防いでくれるリンパ球の約6割が、実は小腸に存在しているのです。腸内環境の悪化が、私たちの健康をつかさどる免疫機能に悪影響を及ぼすであろうことは、容易に想像がつくでしょう。

このように、腸は私たちの健康にとって大変重要な器官。だからこそ、ほかの臓器や器官以上に、「腸」の健康を守るための対策を講じる必要があるのです。

なかでも私が最も重要だと考えるのは「食べ物」です。詳しくは後述しますが、日本人の腸内環境の悪化は、食生活の悪化によるものが大きいと考えられるからです。

昨今の健康ブームによって、体によいとされる食べ物、悪いとされる食べ物に関する情報が乱れ飛んでいます。それらのなかには、必ずしも健康によい影響を与えるとは限らない情報も多く見られます。実際に私のクリニックで、流行りの健康食を摂りすぎたために、かえって腸の状態を悪くしてしまった患者さんを何人も見てきました。ここではまず、長年、日本人の腸を見続けてきている医師の立場から、体によいと思われている健康食情報の〝腸にとっての真実〟を解説していくことにします。

少食、断食が腸に及ぼす影響

健康意識が高まる昨今、容姿を気にする女性ばかりか、健康を気づかう男性にもまた、熱心にダイエットに取り組む人が増えているようです。その一方、志半ばで挫折してしまう人が後を絶たないのもダイエットの宿命ではないでしょうか。それはその人の意志だけでなく、方法そのものに問題があるケースも少なくないからでしょう。

たとえば、最近では、朝食を抜くなど、食事の回数や食べる量を極端に減らすダイエット法が注目されています。

「食べない」というわかりやすさが受けたのかもしれませんが、腸の専門医から見ると、この方法の問題はまさしくその「食べない」という点にあります。

食べないことで、少ないカロリーでも生命が維持できるよう、私たちの体はエネルギー消費の多い筋肉を減らそうとしてしまいます。すると、一時的にやせることはあるかもしれませんが、しだいにカロリーを消費しにくい、やせにくい体になってしまうばかりか、体や腸が冷えやすい体質になってしまいます。病気への抵抗力も落ちていきます。

そして、腸にとって何より問題なのが、便になる内容物そのものが不足してしまい、スムーズな消化・吸収・排泄というサイクルが機能しなくなってしまうことです。

適度な食事量と運動によって、腸を「温め」「動かす」こと。これこそが、ダイエットだけでなく、私たちの健康を維持するための基本といえるのです。

ローカーボダイエットはこんな危険をはらむ

私のクリニックには消化器系疾患、とくに便秘症など排便障害を訴える患者さんが連日、多数来院されます。なかでも20~40代の女性が多いのですが、彼女たちの多くは何度もダイエットを経験しています。

なかでも「ローカーボダイエット」や「低糖質ダイエット」などと呼ばれるダイエットの経験者が多いことに驚かされます。たしかに、炭水化物の摂取を制限するだけで、肉や魚は食べてもよいので、「食べない」ダイエットに比べれば続けやすいのかもしれません。いまでもこれらは根強い人気を誇っています。

ただし、常習性便秘症の患者さんが、炭水化物の摂取を控えるダイエットを行うと、食物繊維が不足がちになり、ますます便秘の症状が悪化しかねません。その結果、便秘薬や下剤の服用量が増えてしまい、症状はさらに悪化する。そんな悪循環に陥ってしまった患者さんを数多く見てきました。

低炭水化物ダイエットの危険性はそれだけではありません。この方法を長期間続けると、心筋梗塞や脳卒中になる危険性が高まるとの報告があるのです。ハーバード大学などのグループが英国医学誌『ブリティッシュ・メディカル・ジャーナル』に発表した内容は以下の通りです。

同グループは、1991〜92年に、スウェーデンの30歳〜49歳の女性4万3396人の食生活を調査し、その後の平均約16年間、心筋梗塞や脳卒中などの発症を追跡調査しました。

その結果、一般的に炭水化物を制限する食事は、高たんぱくになりがちで、この低炭水化物で高たんぱくのグループでは、そうでないグループに比べて心筋梗塞や脳卒中などの発症の危険性が最大1・6倍にもなったことがわかりました。

炭水化物、つまり糖質を摂らない食生活は、「食べない」ダイエットと同様に、炭水化物を分解して得られるグルコースという筋肉を動かすために必要な物質を使わなくなる、つまりやせにくい体質に変化する可能性もあります。

　健康のためにダイエットにチャレンジする際は、とくに便秘など腸の不調のある方は、安易に新しいダイエット法に飛びつかずに、場合によっては医師に相談するなどして、体に与える影響などをよく理解してから、取り組むのが無難です。

誤ったダイエット情報にダマされてはいけない

　世の女性たちを見ていると、それ以上やせなくてもいいのにと思う人が、もっともっとやせなきゃと、ダイエットに取り組んでいる姿に驚かされます。理想の体型を手に入れたいという女性たちの願望は、とても強いと感じます。

　しかし、その理想のゴールは、いったいどこにあるのでしょうか。私にはその行き着く先に、健康的な美があるとは思えないのです。

　そんななか、彼女たちにとって憧れの対象であるファッションモデル業界に新たな動きが出ています。

　世界19の国と地域で発行されている世界的に有名なファッション誌『ヴォーグ』が、

2012年5月に「やせすぎのモデルは誌面で起用しない」ことを宣言し、話題になりました。女性が健康的に美しくあることを支援する「ザ・ヘルス・イニシアティブ」プロジェクトとして、全世界で同時にこのマニフェストを表明しました。

不健康なほどにやせたモデルを見た読者が無理なダイエットをしたり、あまりにも若いモデルが起用されることによって、精神的にも肉体的にも未成熟な少女の姿を「理想のボディ」と読者が誤解することがないように、同誌は今後16歳未満のモデルや、摂食障害を抱えたモデルを起用しないことを表明したのです。もちろん、日本版の『ヴォーグ ジャパン』7月号も、健康美を誇るモデルらの食習慣を紹介する特集を組んでおり、私もそれを読んでみました。

日本は欧米に比べても女性のやせ願望が強いとされ、厚生労働省「平成22年国民健康・栄養調査」によると、20代女性の約3割がBMI（体重÷身長÷身長で算出される体重の指標。22が理想値とされる）18・5未満の「やせ」。若い女性のやせすぎは、月経異常や不妊をもたらし、出産した子供の健康にも悪影響を及ぼします。やせ願望の低年齢化も社会問題になりつつある昨今、医師として私は、こうした動きに大賛成です。「理想の体型を手に入れたい」という思いは、十分に理解できます。問題はその「理想」が健康をむしばんでしまうこともあるということです。本当の美しさとは、健全な体から生まれるはずのものでしょう。読者のみなさんが健康的な美しさを手に入れることを願ってやみません。

「朝食抜き」は腸に大きなストレス

「食べない」ダイエットの話が出たところで、朝食抜きの弊害についても触れておきたいと思います。

朝食を抜いたくらいで、健康にはそれほど影響はないだろう。必要なエネルギーは昼食や夕食で補えばいいのではないか。むしろ、朝食を抜いたほうがダイエットにもなっていいのではないか。そう考える人も少なくないようです。

しかし、腸の専門医の立場からは、朝食抜きをおすすめすることはできません。というのも、排便にとても重要な大ぜん動と呼ばれる結腸の収縮運動が最も強く起こるのが、朝だからです。

この結腸の収縮運動は、胃に食べ物が入って「胃・結腸反射」が起こることによって引き起こされます。朝食を摂らないと、これが起きなくなり、結果的に便秘などの腸の不調を引き起こしてしまうのです。

実際、私のクリニックで行っている便秘外来を訪れる患者さんの生活習慣を調査してみたところ、1日の食事回数が少ない人が多く、2回以下の人が40%を上回り、なかでも朝食抜きの人が大変多いという結果に驚かされました。

ちなみに前述の厚生労働省「平成22年国民健康・栄養調査」によれば、朝食の欠食率は、男性で13・7%、女性で10・3%ですが、年齢別で見ると、20代男性で29・7%、20代の女性では28・6%と、3割近くの人が朝食を抜いています。

(図2) 朝食が腸に大切な理由

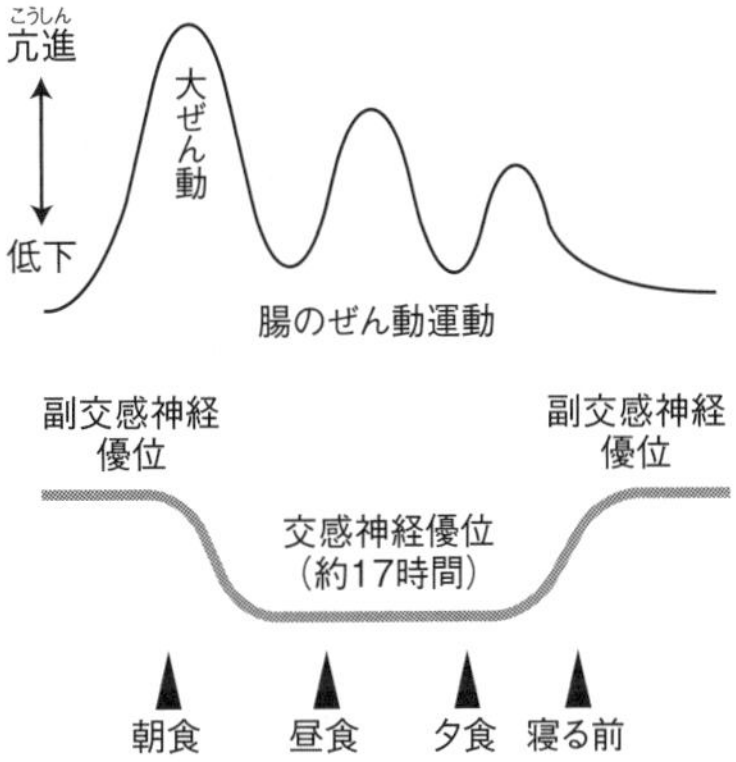

こうした生活習慣の乱れと、後述する食生活の変化や食物繊維摂取量の減少が、腸に悪影響を与えていることは間違いありません。

ちなみに、1950年代の日本人の食物繊維の平均摂取量は、1人あたり1日20gを超えていました。しかし現在は、わずか14g（厚生労働省「平成22年国民健康・栄養調査」）です。厚生労働省が策定した「日本人の食事摂取基準」（平成22年版）によれば、その目標量は、18歳以上では1日あたり男性19g以上、女性17g以上とされているので、かなり不足しているといわざるをえません。

さまざまな健康情報に振り回される前に、まずは朝食をしっかり食べること、そして腸の健康の基本となる食物繊維の摂取を心がけたいところです。

〝食の欧米化が日本人を不健康にした〟は本当か？

日本食の素晴らしさが世界的にも注目されている昨今、日本では農林水産省が中心となり、日本食文化の世界遺産化プロジェクトが進められています。

その背景には、自国の食に関する分野をユネスコの無形文化遺産として登録する諸外国の動きがあります。たとえば、フランス美食術、地中海料理、メキシコ、トルコの伝統料理が社会的習慣としてすでに登録されています。日本の食文化については、2012年3月にすでにユネスコへの登録提案をしており、ユネスコの検討・審査を終え可否がわかるのは、最短でも2013年の秋頃だそうです。

日本食は、穀物や魚、野菜、海藻類、そして発酵食品などを中心とした低脂肪、低カロリーのヘルシー食であるということから、世界でも注目が集まっているようです。

しかし、その一方で、当の日本では日本食離れが進み、食の欧米化（北欧米化）が進んでいます。２０１１年には、２人以上の世帯のパンの支出額が、主食であるはずのお米を抜いてしまったほどです（総務省家計調査）。

そして、この「食の欧米化」が日本人の健康に劇的な変化をもたらしたといわれます。実際、１９６０年代頃から肉や乳製品の摂取量が劇的に増え、それに伴って、日本人の病気の質が変わってきたことも事実です。それもあって、「食の欧米化が、日本人の健康にとって諸悪の根源」という意見がよく聞かれます。しかし、はたしてそれは本当でしょうか。

２０１１年の日本人の平均寿命は、男性で79・44歳、女性は85・90歳と、近年やや短くなる傾向にあります。とくに女性は１９８５年から26年間守ってきた世界一の座を香港（86・7歳）に明け渡し2位となりました。２０１１年3月に日本を襲った東日本大震災の影響が考えられるものの、男性も前年の4位から8位に大きく順位を下げています。世界一の長寿国という称号は、いまや日本のものではありません。

しかし、この半世紀という長いスパンで見れば、日本人の寿命は飛躍的に延びてきたと

（表1）日本と世界主要国の平均寿命の変化（男女平均）

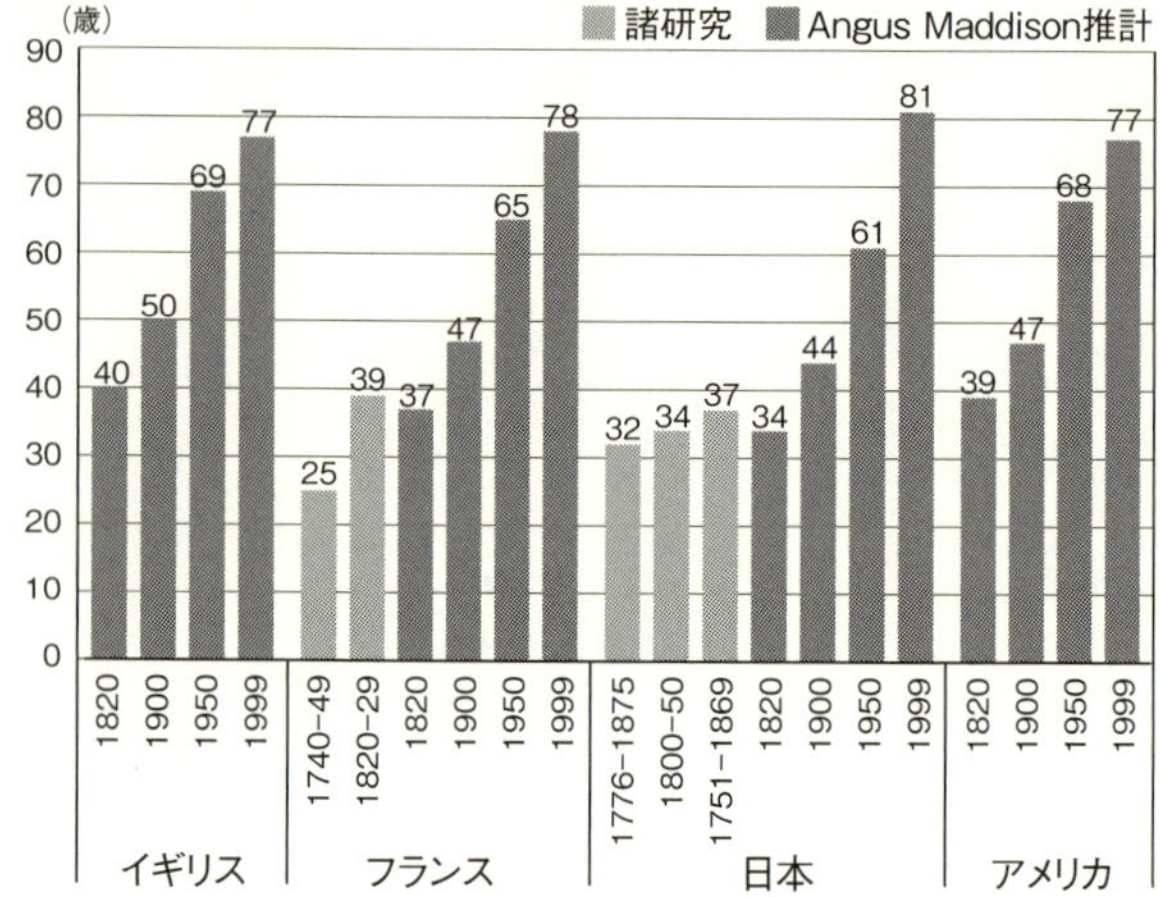

Angus Maddison, The World Economy, OECD 2006

いえます。

日本と世界主要国の平均寿命の歴史的推移を比較したデータ（Angus Maddison, The World Economy, OECD 2006）によれば、1950年当時、先進国中最も低い61歳だった日本人の平均寿命は、わずか半世紀で他を一気に抜き去り世界1位となりました。

食の欧米化が最も進んだとされる戦後の約半世紀で寿命は短くなるどころか、逆に長くなっているのです。

これはどういうことでしょうか。

戦前から終戦直後にかけては、衛生環境が悪く、医療技術も低かったことなど、平均寿命を押し下げる要因があり、食生活だけでは語れない面があります。

(表2) 日本人の肉類・乳類摂取量の変化（1人1日あたり／単位：g）

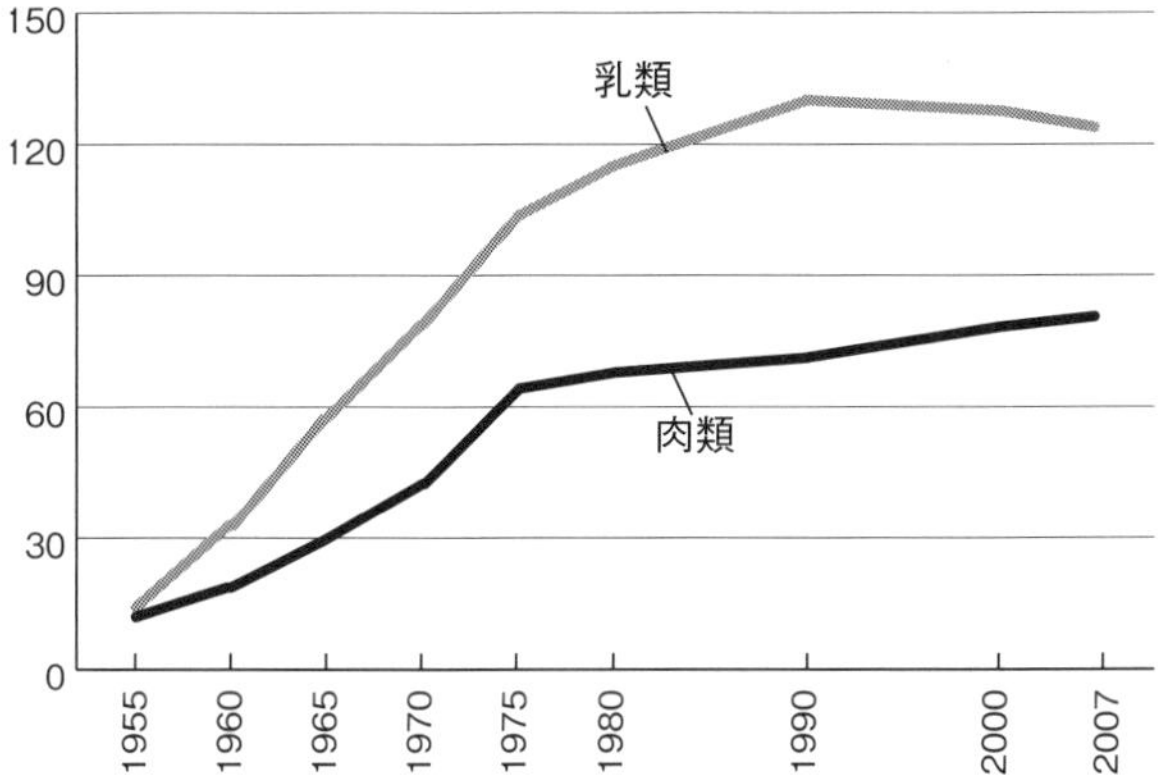

『国民健康栄養の現状』（第一出版／2010年）より抜粋

しかし、戦後の欧米食の流入によって、血管をしなやかに丈夫に保つために必要なたんぱく質や脂質の摂取量が増え、血管が弱いために起こる脳出血が減少しました。日本人の平均寿命の延びには、この脳出血による死亡率の減少が大きく影響しているとされます。

日本食は低脂肪・低カロリーである半面、塩分摂取が多くなりがちで、それが高血圧や脳出血を引き起こしていた面もあります。

日本人の長寿化は食の欧米化のおかげ、とはいい切れませんが、一面ではそれによって栄養状態が改善され、プラスにはたらいた面があることは事実なのです。

もちろん、脂肪過多の食事によって、血管は丈夫になった半面、脳梗塞や心筋梗塞などが増加してきたのは周知の通り。腸の健康から見れば、大腸がんや潰瘍性大腸炎などが増えているのも、食の欧米化の影響と見てほぼ間違いないと思います。

つまり、物事にはよい面もあれば、必ず悪い面もあるということ。日本人はつい極端に走りがちですが、要は、バランスが大事。腸のためにも、体全体の健康のためにも、偏食にならずに、それぞれのよい面・悪い面を知って、上手に取り入れたいものです。

「玄米菜食」は必ずしも腸にいいとはいえない

近年の自然食ブームのなかでも、「玄米菜食」は健康志向の高い女性に人気の高い食事法といえます。この玄米菜食を徹底した食事療法であるマクロビオティックは、高血圧や糖尿病、メタボリックシンドローム、大腸がんなどの生活習慣病予防に有効であるとされています。

玄米菜食の食事療法には、マクロビオティック以外にもいろいろな流派がありますが、いずれも、全粒粉《ぜんりゅうふん》穀類や野菜を中心にした低脂肪の食事がその大きな特徴といえるでしょう。

しかし、この理想的に見える食事法にしても、必ずしもよいことばかりではありません。場合によっては、腸の状態を悪化させてしまうことがあるのも事実です。

なかでも、慢性便秘で悩んでいる人には注意が必要です。とくに症状がひどいときに実践してしまうと、お腹の状態はさらに悪化し、腹部膨満感《ぼうまんかん》がひどくなったり、便が硬くなって排便障害を起こしてしまうことがあります。

これは、玄米などの全粒粉穀物や野菜を多く摂ることになるので、食物繊維のなかでも水に溶けにくい不溶性食物繊維の摂取量が多くなりがちだからです。

次項で詳述しますが、不溶性食物繊維を多く摂る場合は、同時に水分を多めに摂るか、水に溶けやすい水溶性食物繊維（果物、ナメコ、海藻類など）を併せて摂ることが必要です。こうすることで、便の状態を軟らかくすることができます。

私のクリニックに来院する慢性便秘で悩む患者さんのなかにも、玄米食が中心の食事をすることで、症状が悪化してしまった人が少なからずいます。

そんな患者さんに大腸内視鏡検査を実施してみたところ、上行結腸に未消化の玄米が多数残っていたことがあります。

玄米は栄養面ではとてもすぐれた食べ物ですが、よく噛まずに食べると消化に時間がかかり、悪くすれば未消化になることがあります。

腸が健康な人にとっては体によくても、この患者さんのような慢性便秘症の人や、胃腸が弱っている人、ストレスなどで腸のはたらきが鈍くなっている人が、白米を食べるのと同じような感覚で玄米を食べると、消化できずに腸の状態をさらに悪化させてしまいかねません。

したがって、玄米を食べるとお腹が張ってしまうという自覚のある人、また腸の運動が低下傾向にある人は、腸の状態がある程度改善されてから、少しずつ玄米を摂るようにしたほうがいいのです。

食物繊維も摂り方しだいでマイナスにはたらく

前項でも触れたように、「食物繊維はたくさん摂ったほうがいい」とは一概にいえません。その摂取の仕方を間違えてしまうと、便秘がかえってひどくなることもあるからです。

まず、食物繊維には、不溶性食物繊維と水溶性食物繊維があることを覚えておいてください。

不溶性食物繊維を多く含む食品には、たとえば玄米やゴボウ、ニンジン、ブロッコリーなどがあります。一方、水溶性食物繊維は、ナメコや海藻類、アボカドなどの熟した果物に多く含まれています。

食物繊維の摂取を心がけるあまり、カロリーが少ないからとサラダばかりを食べる人がいますが、そうすると不溶性食物繊維を多く摂ることになってしまいます。その状態で水分が不足すると、前述したように便が硬くなってしまう恐れがあります。食物繊維が多く含まれているというだけで、ある特定の食品ばかりを食べるのは、実はあまりよくないのです。

重要なのは、「不溶性」と「水溶性」の食物繊維をバランスよく摂取することです。その理想のバランスは、2対1です。ちなみに、この比率は、これまで私が慢性便秘症の患者さんを治療するなかで得られた、腸の健康維持に最も有効と思われる比率ですので、目安として覚えておいてください。

主な食品の「不溶性」と「水溶性」の食物繊維量は、99ページの表にありますので、ふだんの食生活の参考にされるといいでしょう。

腸の健康にはヨーグルトが効く?

「腸の健康には、乳酸菌が豊富なヨーグルトを摂ればよい」といった思い込みから、私のクリニックに来る患者さんのなかには、朝食はヨーグルトだけ、という方もいらっしゃいます。しかし、健康にいいからと、毎朝ヨーグルトばかりを大量に食べてしまうのも避けたいところです。実はヨーグルトは想像以上に脂肪分が多いからです。

たしかにヨーグルトを適度に摂取することは、腸の健康に悪くはないのですが、食べすぎは禁物。1食につき、70~100g程度がよいでしょう。また、付属の砂糖も、カロリーのことを考えるとあまりおすすめできません。

甘味がほしい場合は、リンゴやパイナップルなどのフルーツを一緒に食べるようにして、基本的に砂糖の使用を控えたいところです。最近は、低脂肪のヨーグルトも市販されているので、そちらを利用するのも手でしょう。

ヨーグルトなどに含まれる乳酸菌には整腸作用があり、腸内の善玉菌を増やすはたらきがよく知られています。

しかし一口に乳酸菌といっても、ヨーグルトやチーズなどに含まれる動物性乳酸菌と、漬け物や味噌、しょう油などに含まれる植物性乳酸菌では、その性格が大きく異なります。

動物性乳酸菌には、そのほとんどが胃液や腸液によって死滅してしまうため、腸の奥まで届きにくいという欠点があります。一方、植物性乳酸菌は、温度変化に強く、胃腸内の過酷な環境でも死滅しにくいため、生きたまま大腸まで到達してくれます。

胃腸で弱ることなく生きたまま腸に到達した乳酸菌は、乳酸を放出し、腸内環境を弱酸性にすることで、善玉菌を増やしてくれます。こうした植物性乳酸菌の活躍により、腸が健康に保たれ、スッキリした気分で日常生活を送ることができるのです。こうなると、腸内の免疫機能のはたらきも活発になり、さまざまな病気を未然に防いでくれるのです。

乳酸菌などの善玉菌は、腸内のビタミンやたんぱく質の合成、免疫機能の強化、さらにがんなどの病気の原因となる悪玉菌を抑制する効果もあります。

そんな植物性乳酸菌を摂るためにも、漬け物や味噌、しょう油といった日本の伝統食品を、もっと食卓に取り入れたいもの。たとえば、キュウリのぬか漬けでも、柴漬けでも、タクアンでも、種類はなんでもかまいません。塩分は少なめのほうがいいのですが、きちんと乳酸発酵させた漬け物（スーパーなどで売っている漬け物には、化学調味料で味付けし、ほとんど乳酸発酵していないものもある）を、毎日少なくとも1回は食卓に上らせたいところです。

ちなみに、植物性乳酸菌を多く含む食品は日本食以外にもあります。たとえば韓国のキムチやドイツのザワークラウトなど他国の伝統食にも、植物性乳酸菌は豊富に含まれています。先人達の知恵と経験によって育まれた健康食といえるでしょう。

「日本人の腸」に合った健康法がある

冒頭で述べたように、腸は体全体の健康を左右している重要な器官です。それは口から入った食べ物を、消化・吸収・排泄する唯一の器官であるばかりか、体内のリンパ球の約60％が集中しているうえ、「第2の脳」ともいわれ（64ページで詳述）、脳に次いで神経細胞が集中する器官でもあるからです。生命活動を支える栄養素を吸収し、独自の神経ネットワークによって全身にさまざまな情報を伝達する重要な役割を担っているわけです。

そんな重要な器官である腸が、過度のストレスにさらされ、腸の基本的な運動が低下してしまい、本来の機能を果たせなくなっています。この状態を私は「停滞腸」と名づけています。

停滞腸であるかどうかは、内視鏡で見れば一目瞭然です。本来、健康な腸は美しいピンク色をして弾力がありますが、停滞腸は色がくすみ、形は張りが失われたかのようにダラッとして見えます。さらに黒いシミ（大腸メラノーシス）のようなものができていることも少なくありません。

では、どうすれば、見た目にも美しい健康な腸を取り戻すことができるのでしょうか。その近道は、やはり食生活の改善にあります。とくに偏った食生活と、脂肪過多の食事（動物性脂肪）を改めることが重要なのは間違いありません。

また、食事の内容ばかりではなく、朝食を食べないといった食習慣、あるいは睡眠時間の減少や慢性的な運動不足、住環境や労働環境の悪化などによる精神的ストレスの増大など、その他さまざまな環境の変化も見逃せません。なぜなら、これらはすべて腸の「ストレス」になっているからです。

そこで次章以降では、日本人の腸を悪化させている「腸ストレス」にはどんなものがあるのか、そして、その腸ストレスを取り除き、健康な腸を取り戻すためにはどうすればいいか。多くの日本人の腸を診てきた経験も踏まえて、その対処法を紹介していきます。

2章

「日本人の腸」を悩ませる、5つのストレス

腸を冷やし、サビさせ、免疫力を下げる意外な原因

腸ストレスを引き起こす5つの原因

前章では、日本人の腸ストレスが増えてきている原因を、日本人の食生活の変化や、昨今の偏ったダイエット法、健康法による影響から見てきました。この章では、多くの日本人を悩ませている腸ストレスについて、より詳しく解説していくことにします。

長年、日本人の腸を診てきた経験から、腸ストレスには、大きく分けて5つあると考えられます。その5つとは、次の通りです。

1「酸化ストレス」

腸内での活性酸素の過剰な発生で、いわば腸をサビさせ、全身の健康に悪影響を及ぼすストレス。

2「低体温ストレス」

薄着や締めつける服装、冷暖房の影響、自律神経の変調、運動不足による筋肉量の低下などによって生じる、持続的な腸の冷えによるストレス。

3「欠食・偏食ストレス」

ダイエットや健康のためなどで、食事の量を極端に減らしたり、食事を抜いたり、また偏った食生活が、腸に与えるストレス。

4「心理ストレス」

仕事や人間関係などの心理的ストレスが、腸に与えるストレス。

5「免疫ストレス」

腸内細菌のバランスが乱れることなどによって、腸の免疫機能が衰えるストレス。

の5つの腸ストレスです。もちろん、いくつかの腸ストレス――たとえば、酸化ストレスと低体温ストレスなどが組み合わさったケースも多々見られます。

まずは読者のみなさんがどの腸ストレスに主に悩まされているか、あるいは、悩まされやすい傾向にあるかを知るためのチェックリストがあります。自分の腸の傾向や状態を知るために、質問に答えてみてください。

どの腸ストレスに悩まされているかを知るチェックリスト

次の質問に当てはまるものをチェックしてください。

1. 朝はゆっくり寝ていたいので、朝食は基本的に摂らない。
2. ストレスを感じると、便秘になりやすい。
3. イライラすると、つい甘いものに手が出てしまう。
4. 外食やお弁当を買うときは、おかずが肉類中心になる。
5. 揚げ物や脂っこい食べ物をよく食べる。
6. 米やパンなどの炭水化物をあまり食べない。
7. 下半身や足先、手先などが冷えやすい。
8. 湯船にあまりつからず、入浴はシャワーだけのことが多い。

9. 腕や足を露出する服や、お腹が出る服を着ることが多い。
10. 疲れやすく、風邪を引きやすい。
11. 何か困ったことがあったり緊張すると、すぐに胃腸にくる。
12. 味噌や漬け物などの発酵食品をあまり摂らない。
13. タバコを吸う。
14. 食生活が不規則である。
15. いつもダイエットを意識して食事を制限している。
16. お酒は毎日飲む。
17. 常に仕事や生活でストレスを感じている。
18. （低脂肪でない）ヨーグルトを毎日300g以上食べている。
19. 食事はコンビニ食やファストフード、外食がほとんどだ。
20. 野菜をあまり食べない。
21. 「まじめ」「几帳面」といわれることが多い。
22. 車での移動が多く、あまり歩かない。
23. スイーツや甘いおやつを食事代わりに食べたりする。

24. 生魚や生卵などをあまり食べない。
25. 運動や体を動かすことがあまり好きではない。

（チェック結果）

質問No.	チェック	ストレスの種類
1		C
2		D
3		D
4		A
5		A
6		C
7		B
8		B
9		B
10		E
11		D
12		E
13		A
14		C
15		C
16		E
17		D
18		A
19		A
20		E
21		D
22		B
23		C
24		E
25		B

A「酸化ストレス」……□つ
B「低体温ストレス」……□つ
C「欠食・偏食ストレス」……□つ
D「心理ストレス」……□つ
E「免疫ストレス」……□つ

チェックの合計が高いものほど、腸がそのストレスに悩まされている危険性が高いという目安です。左のチャートに自分の腸ストレスバランスを描いてみてください。

それぞれの腸ストレスを取り去る方法は3～4章で紹介していますので、ぜひ確認して、実践してみましょう。

それでは、次ページから、これら5つの「ストレス」が腸にどのような悪影響を及ぼすのか、具体的な症例を挙げながら、紹介していくことにします。

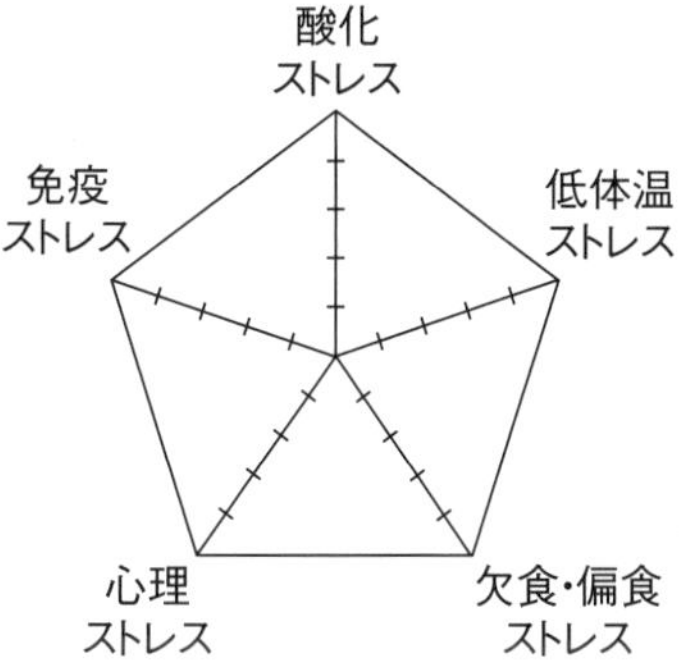

低体温ストレスが大きい人の一例

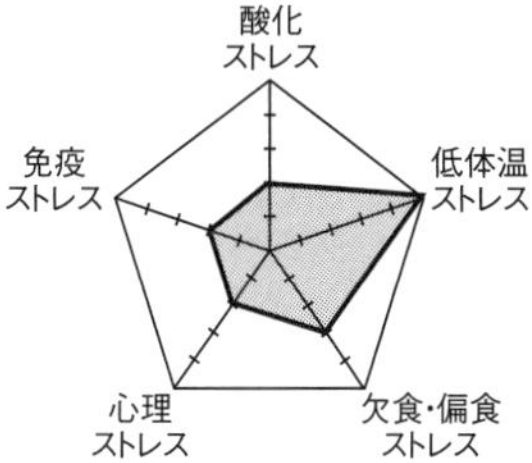

酸化ストレス
～大量の活性酸素が腸内をサビさせる

ＩＴ企業に勤める32歳、独身男性Ａさんは、軽い便秘の症状や、胃のむかつきを訴えており、それ以外にも朝の目覚めの悪さ、日中も気《け》だるく、やる気が起きない。そんな症状も抱えていました。

Ａさんの日常生活は、お世辞にも健康的とはいい難いものでした。仕事のストレスからなかなかタバコをやめることができず、帰宅はほぼ毎日午前０時を回り、睡眠時間も不足がちだったとのこと。当然、自炊する時間もなく、３食の食事はほとんどコンビニ弁当か外食でした。ちなみに、体型は肥満気味。ＢＭＩは30前後と、毎年のメタボ健診で引っかかっていました。

こうした食生活は仕事が忙しい独身男性では、とくに珍しいものではないでしょう。ただし、Ａさんの食生活に問題があるとすればその内容です。Ａさんは、お肉が大好きで、とくに唐揚げなどの揚げ物が大好きです。また週に3回は、昼食にこれまた好物のハンバーガーなどのファストフードを食べていたそうです。

こうした肉類や脂肪の多い食事が「腸の酸化ストレス」の原因となるのです。さらに、脂肪分過多に加えて食物繊維不足によって、胃腸のはたらきを停滞させていたと考えられます。では、いったいAさんの体内では、何が起こっていたのでしょうか。「酸化ストレス」を防ぐためにも、そのメカニズムを見てみることにしましょう。

腸内で活性酸素が大量発生する原因

私たちが生命を維持するためには、非常に多くのエネルギーを必要とします。このエネルギーは、細胞で酸素が燃焼することによって作られます。しかし、その副産物として発生するのが「活性酸素」です。活性酸素は体内に侵入してきた病原菌やウイルスを殺す白血球やマクロファージには欠かせないものであり、体に必要なホルモンを合成する際にも重要な役割を果たしています。

通常、それらの役目を終えた活性酸素は無害化されます。しかし、活性酸素が局所的に過剰に発生してしまった場合、毒性を発揮し、腸をはじめ体のあらゆる器官をサビさせ、老化やがんなどの生活習慣病を引き起こす原因となるのです。

このように、私たちにとって諸刃の剣でもある「活性酸素」は、なぜ過剰発生してしまうのでしょうか。まずはその主な原因を見てみましょう。

私たちが呼吸で取り入れた酸素の2～3％は活性酸素になるといわれています。それだけでなく、喫煙や、食品添加物、化学薬品、排ガスなど、生体にとっての異物や、自然界に存在しなかった化学物質も活性酸素発生の原因となります。

とくに、喫煙はビタミンCなどの体を酸化から守ってくれる抗酸化物質を破壊してしまうので、ますます活性酸素を増やしてしまうことになります。Aさんのように喫煙の習慣のある人は要注意です。

がんの放射線療法もまた、活性酸素を利用した治療法でもあります。がん組織に放射線を照射し大量の活性酸素を発生させることで、がん細胞を攻撃しているのです。しかしこの療法には、その他の正常な細胞をも傷つけてしまう副作用があることを、ご存知の方も多いはずです。

お肌のケアに気をつかう女性にとって天敵である紫外線もまた、活性酸素の発生原因のひとつです。私たちの顔や手に紫外線が当たると、その刺激によって皮膚組織に大量の活性酸素が発生します。これがメラニン色素の形成を促し、組織にダメージを与え、肌のシミ、そばかす、シワの原因になるのです。

このように、現代生活ではさまざまな局面で、活性酸素が発生しています。

そして活性酸素の発生によって増加する「酸化ストレス」は、体のなかでも常に有害物質にさらされている腸をはじめとした消化管に多大なダメージを与えます。

また、Aさんのように脂肪を大量に摂ることでも「酸化ストレス」は生じます。

脂肪は酸化しやすく、食品の加工や貯蔵、調理によって、あるいは体内で消化中に有害な酸化脂肪となります。この酸化脂肪による「酸化ストレス」は、炎症性腸疾患（潰瘍性大腸炎やクローン病）やがんなどの発症に関与していると考えられています。つまり、肉などの動物性脂肪を多く摂ることで「酸化ストレス」を増大させ、腸内環境を悪化させ、大腸がんの発症リスクを高めていると考えられるのです。

さらに、脂肪の多い食事を摂ると胆汁がたくさん分泌されます。最近になって、胆汁に含まれる胆汁酸が腸内細菌によって変化してできる二次胆汁酸が、活性酸素を生みだすことがわかってきました。その結果、遺伝子に突然変異を起こして、発がんに結びついてくるということです。

低体温ストレス

～持続的な冷えが、腸のはたらきを低下させ、抵抗力も弱める

私たちが子どもの頃には、よく「お腹を冷やすな」と注意されたものですが、現代の若者たちにはそんな経験がないのでしょうか。街を歩く若い女性を眺めていると、そんな思いにとらわれます。

近頃では一年を通して、足やお腹を露出しつつ、コートだけは着ているというような薄着の女性が目立ちます。26歳のBさんもそんな一人です。

Bさんは長年、慢性的な便秘に悩んでおり、とくに冬場にその症状が強く表れていました。実は、こうした症状の原因の約7割は「冷え」なのです。詳しくは後述しますが、体が冷えることで腸のはたらきが停滞し、便秘を招きやすくなってしまうのです。

Bさんも以前から冷えの自覚症状を持っていました。彼女の日常を細かくチェックすると、たとえば冬場でも、湯船にじっくりとつからずに入浴をシャワーのみですませていたり、寒いからと外出を控え、ほとんど運動をしないなど、薄着以外にも冷えを招きやすい

行動が見つかりました。

こうした日常の生活習慣が積み重なり「腸の低体温ストレス」を増大させていたのです。

さらに最近では前述のように、夏の暑さがいつまでも続く分、秋が短くなって一気に冬の気温になる、という季節変化パターンが多くなっています。この温度の急激な低下や落差も、低体温ストレスを招く原因と考えられます。

実は、私のクリニックを訪れる女性の患者さんには、彼女のような例がとても多く見られます。

「腸の低体温ストレス」は、腸の不調ばかりではなく、抵抗力も弱まりますので、冬場には風邪を引きやすいなど、さまざまな病気が表れやすくなってしまいます。まさに「冷えは万病のもと」なのです。

体温調整機能が乱れる日常習慣

近年、低体温症という言葉を耳にする機会が増えてきました。それだけ現代人の体は「低体温ストレス」にさらされやすくなっているといえるのかもしれません。

そもそも「冷え」とは何でしょうか。

この概念は東洋医学的なもので、西洋医学には存在しません。西洋医学的に「冷え」は循環不全、つまり血行の不足、または代謝の低下によって起こる熱再生不足と捉えられます。わかりやすくいえば「血行不良」です。

この血行不良によって、栄養素は全身に回りにくくなり、細胞のはたらきが低下してしまいます。その結果、熱産生率も下がり、さらなる体温の低下を招く、という悪循環を引き起こしてしまうのです。

ただ、「冷え」は体の防御反応のひとつでもありますので、冷えを感じることは体が正常にはたらいていることの証です。健康な人の場合、体が冷えたとしても衣類を着たり、体を動かしたりすることで温まり、それによって血行がよくなれば冷えも改善されます。これは寒さによって収縮していた血管を拡張させたり、暑くなれば汗をかいて体温を下げようとする体温調節機能によるものです。

この体温調節機能は自律神経によってコントロールされています。ところがBさんのように慢性的に冷えにさらされていると、自律神経のはたらきが乱れるようになり、体温調節機能がうまくはたらかなくなってしまうのです。

この慢性的な冷え症は、停滞腸の原因にもなります。

私のクリニックの便秘外来を受診する患者さんのなかで、最も多いのは20~40代の女性ですが、その多くは便秘に悩んでおり、同時に「冷え」を訴える人が非常に多いのです。「夏のエアコンが苦手で膝かけが手放せない」「冬の寒い時期には、靴下をはかないと眠れない」など、とくに冷えの症状が悪化したときに、便秘もひどくなる傾向が見られます。

それは慢性的な冷えによって、自律神経が正常にはたらかなくなったために、交感神経が刺激され、腸のはたらきが停滞してしまうからです。また、動物実験で腸への血流量が減少すると腸管の運動が鈍くなることがわかっています。つまり、交感神経が優位な状態が続いて血管が収縮すれば、血行が悪くなり、腸に行く血流量も減少します。その結果、腸管運動が低下すると考えられるのです。

そもそも、女性はなぜ冷えやすく、停滞腸や便秘になりやすいのでしょうか。その原因として一般的には次のようなことが挙げられます。

①女性は男性に比べて筋肉の量が少ないうえ、運動不足などによって、基礎代謝量が少なく、消費するエネルギーの量そのものが少ない。

②とくに最近の若い女性の場合、背が高く手足も長いので、体の表面積が大きくなってしまっている。
③住宅でいえば断熱材の役割を果たすべき皮下脂肪が少なく、放熱量が多い。

などです。こうした条件から浮かび上がってくるのは、身長が高くてやせている、ファッションモデルのような女性です。最近の若い女性が理想とする体型ではないでしょうか。

それらのほかにも、とくに冬場は体が冷えてしまうからと水分摂取を控えてしまったり、寒いからと外出を控えて運動量が減少してしまうなどの要因が、腸のさらなる悪化を招いていると考えられます。

さらに、女性の場合はホルモンの影響で、月経前の黄体ホルモンが分泌されている時期(黄体期)は、とくに手足の末梢が冷えやすくなっています。また、この黄体期には、腸管の動きが鈍くなりやすく、停滞腸や便秘になりがちです。中年以降の女性に多く認められる冷えの場合は、更年期によるホルモンバランスの乱れに加えて、加齢による基礎代謝の低下が原因であると考えられるのです。

男性の場合も冷えとは無関係ではありません。とくに中年以降になれば、運動不足などの影響で、筋肉量が低下して冷えを招きやすくなります。また、過度なストレスやビールなどの冷たい飲み物の大量摂取も、その引き金になってしまいます。

低体温ストレスで免疫力も下がる理由

低体温ストレスは、腸の不調を招くだけではありません。近年はさらにさまざまな病気との関わりが注目されており、たとえば免疫力と冷えとの関係も明らかにされつつあります。細菌やウイルス、がん細胞などから私たちの体を守ってくれる免疫機能を担っているのが、白血球中の顆粒球《かりゅうきゅう》やリンパ球です。これら免疫細胞が最も効率よくはたらくためには、ある程度の体温が必要です。

健康な人を対象にした実験では、「体温が高い人ほどリンパ球の数が多い」ことがわかっています。つまり、体温が高い人ほど病気にかかりにくいといえるようです。逆にいえば、体温が低下するとリンパ球の数が減少し、免疫力に悪影響を及ぼす可能性があるということでもあります。ただし、体温が1度下がると免疫力が何%下がるというようなことがいわれたりしますが、まだ確かなことはわかっていないようです。

なお、早期胃がんの患者さんと健康な人を対象にリンパ球の数を比較した調査では、がんの患者さんのほうがその数が少なかったことが確認されていますし、進行性の胃がんや大腸がんの患者さんによる同様の調査によれば、リンパ球の減少がさらに顕著だったという報告もあります。

したがって、免疫力を維持するためにも、体を冷やさないことはもちろん、「人体最大の免疫器官である」腸を温め、「低体温ストレス」から腸を守ることが大変重要なのです。

欠食・偏食ストレス
～腸のリズムを狂わせ、便秘などを引き起こす

1章では、食事の量を極端に減らすダイエット法の問題点を指摘しましたが、偏食や食事抜きによる悪影響はそればかりではありません。「偏食ストレス」による体の不調を訴えるCさんのケースを見てみましょう。

会社員のCさんは、極端に朝が弱く、出勤時間に間に合うギリギリまで寝ているタイプでした。もちろん朝食を食べる時間はありません。朝早く起きられたとしても、お腹がすいていないため、ほとんど朝食を食べていなかったそうです。ダイエットにもなりそうだからと、むしろ意図的に朝食を抜くこともありました。

朝食を抜くなど不規則な食生活をしている一方で、ダイエットや健康に興味を持っていたCさんは、毎日ではないものの積極的に玄米食を摂るようにしていたそうです。

しかし、そんな生活を続けるうちに、常にお腹が張っているようで、いつしか食欲もなくなり、昼と夜は食べていたものの、その量はさらに減っていきました。その原因を、仕

事のストレスによるものだろうと軽く考えていたCさんでしたが、しだいに仕事の疲れが抜けにくくなり、日中ずっとつきまとう倦怠感《けんたいかん》が気になり始めたそうです。
Cさんの体に何が起こっていたのでしょうか。「腸の欠食・偏食ストレス」について詳しく見ていくことにしましょう。

食べるタイミングが腸に重要な秘密

朝食や、あるいは夕食を抜くなど、不規則な食生活や、健康によいからと玄米やヨーグルトばかり食べてしまうなど偏った食生活による「欠食・偏食ストレス」は、腸のはたらきを停滞させてしまいます。実は腸にとっては、何をどれだけ食べるかだけでなく、そのタイミングも重要です。

1章でも述べたように、食べたものが胃腸に入ると、副交感神経のはたらきによって胃・結腸反射という反応が起こります。貯留《ちょりゅう》していた食物残渣《ざんさ》が下行結腸まで移行すると、大ぜん動が起きて便が一挙に直腸まで運ばれて、排便に結びつきます。

朝はまさに副交感神経が優位になっている時間帯です。このときにしっかりと食べれば、反射的に大腸が収縮する胃・結腸反射が起こり、それと同時に大ぜん動が起こります。これによって、下行結腸やS状結腸にたまっていた便を直腸まで強く押し出し、排便を促すことができるのです。

日に数回起こる大ぜん動のなかでも、朝の時間帯が最も強いことが知られており、それは副交感神経が活発で、さらに腸神経もはたらきやすい状態にあるためだとされています。

このように、腸が最もはたらきやすい朝に食事を抜くとどうなってしまうでしょうか。まず、胃・結腸反射が起こらず排便が滞ります。すると腸のはたらきは停滞し、お腹が張ったり、便秘がちになるなどの症状が出てきます。

このように、腸にとっては「何を、いつ、どれだけ食べるのか」が重要です。腸に定期的に刺激を与えて動かすには、3食しっかり食べること。とくに朝食は抜かない。これが鉄則です。

心理ストレス

～過敏性腸症候群などをもたらす、腸と脳の密接な関係

次に紹介するのは、ＩＴ企業に勤める男性Ｄさんのケースです。

Ｄさんは、40歳になる頃に転職を決意し、いまの会社ではたらき始めました。環境の変化をきっかけにめきめきと頭角を現し、また社内での人望も厚く、これまで順調に昇進を重ねてきました。

手がけた仕事の社外評価は高く、仕事へのやりがいも感じており、会社での待遇に対する不満もいまのところはなく、すべてが順調だと感じていたようです。

しかし、ここに思わぬ落とし穴がありました。真面目な性格のＤさんは、その丁寧な仕事ぶりが評価されてきたわけですが、昇進するにつれて重くなっていく責任と、求められる結果が大きくなっていくことに、いつしかプレッシャーを感じていたのかもしれないといいます。

というのも、仕事そのものは順調だったため、ストレスを感じているという自覚がなかっ

たのです。

しかし、そんなプレッシャーに最初に反応したのは、Dさんの腸でした。いつしか、便秘と下痢を繰り返すようになっていたのです。ときどき症状は収まるものの、すぐまたぶり返すなど、一向に改善する兆しがないため、心配になったDさんは私のクリニックで検査を受けました。

診断結果は、過敏性腸症候群。仕事のストレスが原因ではないかと指摘すると、初めて自分が感じていたプレッシャーに気がついたそうです。

腸が「第2の脳」といわれる本当の理由

現在、Dさんのように、過敏性腸症候群を訴える人が増えています。その主原因は、ストレスフルな社会環境にあるといえるでしょう。

経済の急速なグローバル化に伴い、企業間の競争はサバイバル戦の様相を呈しており、労働環境は厳しさを増すばかりです。また、日常生活においても家事や育児、介護などに忙しく、息つく暇もないといった嘆きも聞かれます。実は、腸はこうした心理的なストレスを感じやすい器官なのです。

これはみなさんにも経験があると思いますが、たとえば重要な商談や面接に臨む際に、緊張のあまりお腹が痛くなったことが一度ならずあるはずです。あるいは、旅行や転勤などのように急激な環境の変化によって、便秘になってしまったという人もいるでしょう。

それは心理的なストレスが、腸にとても大きな影響を及ぼしていることの証でもあります。では、なぜ腸は心理的ストレスに弱いのでしょうか。

腸は、脳に次いでたくさんの神経細胞があることから、「第2の脳（セカンド・ブレイン）」といわれています。

そのメカニズムはよくできたものです。腸管を食べた物が通過すると、腸管の筋肉にある神経がこれを感知します。するとホルモンの一種であるセロトニンという神経伝達物質を介して腸管を動かすよう命令が伝わります。このような連動がぜん動運動へとつながり、腸の活動がスムーズに行われるのです。つまり、腸には独立した「脳」があるといっても過言ではないのです。

腸はこのような独立した神経系を持つ一方で、脳とも密接に結びついています。ぜん動運動によって便が直腸に達したところで私たちは便意を感じるのですが、これは便を受けた直腸が、脳に「便が届いたよ」という信号を出すからです。このような腸と脳の密接な関係については、近年とくに注目が集まっているのです。

腸の異常は脳に、脳の異常は腸に大きな影響を及ぼすこともわかってきています。私がこれまで見てきた便秘の患者さんの多くに共通するのは、「イライラ」や「ウツウツ」とした心理的ストレスを抱えている点です。これは腸の異常が脳に伝わるためではないかと考えられます。

また、脳がストレスを感じると、これが腸の神経にも伝わり、お腹の調子が悪くなってしまうのです。

免疫ストレス ～がんをはじめ、アレルギー症状との関連も

便秘で来院したEさんは、ほかにもさまざまな症状に悩んでいました。

若い頃はテニスやスキーなどスポーツが得意で体力が自慢だったというEさん。しかし30代後半になった頃から、疲れが取れにくく、風邪を引いても治りにくいなど、体力の低下が気になり始めたそうです。便秘の症状が出始めたのも、ちょうどその頃でした。

介護の仕事に就いているEさんは、仕事場での過労やストレスがそれらの原因ではないかと疑っていたようでした。しかし、問題はどうもそれだけではないようなのです。

たとえば、食事はきちんと1日3食を摂るよう心がけていたそうですが、実際にはその時間帯はまちまちで、昼食が夕方頃になったり、夕食を摂るのが深夜になることもしばしばで、ときには忙しさのあまり昼食を抜いてしまうこともあったそうです。

そのため、その内容もおのずとインスタント食品などが多く、自炊はごくまれだったとのこと。しかも、便秘がひどくなってからは、肌荒れも気になるようになり、それがまた

ストレスに……というようにすべてが悪循環に陥っていました。Eさんの不調の原因はいったいどこにあるのでしょうか。

腸内細菌のバランスがくずれるきっかけ

これまで見てきたように、私たちの健康と腸内環境は、とても深く結びついています。そのひとつの要因が、腸の免疫機能にあります。

腸管には体内で最大の免疫器官があります。そして、この腸内の免疫と腸内細菌には密接な関係があることがわかっているのです。

腸には、約500種類、100兆個の細菌がすみついています。それら腸内細菌は、乳酸菌に代表される「善玉菌」と有害な「悪玉菌」、さらに腸内の環境によっては、そのいずれにもなりうる「日和見菌《ひよりみ》」を加えて3種類に分類できます。

腸管の内側、腸壁に無数にあるひだのなかに群生するこれらの細菌のうち、善玉菌は食べ物の消化・吸収の促進、ビタミン合成、腸管運動の促進だけでなく、腸内を酸性にして、病原菌をやっつけたり、免疫力を高めてくれたりもします。乳酸菌やビフィズス菌などはその代表です。

一方、ウェルシュ菌やブドウ球菌、大腸菌などに代表される悪玉菌は、腸内をアルカリ性にし、腸内の腐敗を引き起こし、発がん物質や毒素のある有害物質を生み出します。体の抵抗力を弱め、下痢や便秘の原因にもなります。

腸内ではこれら善玉菌と悪玉菌が絶えず勢力争いをしており、ちょっとしたバランスの変化によって、一気に変わってしまいます。たとえば、食事内容や睡眠、ストレスや健康状態などが、腸内細菌のバランスに大きな影響を与えているのです。

実はこの腸内細菌のバランスが、免疫システムにとても重要です。

近年、花粉症やアトピー性皮膚炎などのアレルギー症状に関して、腸内細菌との関わりが指摘されています。アレルギー症状は、よく知られているように、免疫機能の過剰反応によるものです。近年の研究によれば、アレルギー患者とそうではない健康な人では、腸内細菌叢《さいきんそう》（さまざまな腸内細菌が集まった状態）に違いがあることが指摘されています。

善玉菌をサポートする細菌群の多い人はアレルギー疾患にかかりにくい傾向がある、という報告もあるほど。アレルギー疾患のある人の腸内細菌叢の異常は、花粉症などアレルギー症状が発症する以前から認められることから、腸内細菌叢の異常と、アレルギーの発症には何らかの関係があると考えられています。

このように、腸内細菌のバランスは、免疫システムにおいて重要な位置を占めている、と考えられるのです。

たんぱく質の不足が「免疫ストレス」を引き起こすことも

「欠食・偏食ストレス」の項でも述べましたが、1日1食など食事量を極端に減らしてしまうと、その分、体重は減るかもしれませんが、それに伴って筋肉量も落ちてしまいます。この筋肉量の減少もまた、「免疫ストレス」を増大させることになるのです。

というのも、免疫を担う細胞やリンパ球などの栄養分になっているのが、アミノ酸の一種である「グルタミン」。実はこのグルタミンは筋肉から供給されているからです。

そのため、食事の量を極端に減らすと、それに伴ってたんぱく質の摂取量が減り、筋肉量も減少するので、いざというときにグルタミンの供給量が不足してしまうことになります。その結果、リンパ球がうまくはたらかずに免疫力が低下し、感染症にかかりやすくなるなどの悪影響が心配されます。

たとえば、マラソンランナーなど激しいトレーニングを繰り返すアスリートは、レース後などに風邪を引きやすくなるため、グルタミンのサプリメントを摂取しているそうです。

これは過度の筋肉の疲労によって、グルタミンの供給が不足し、免疫力が低下してしまうためです。Eさんが気になっていた疲れや、風邪が治りにくいなどの症状は、グルタミン不足による免疫力の低下が原因ではないかと考えられるのです。

日本人の腸を悩ませる5つのストレスについて見てきました。いずれも、腸へのさまざまなストレスは、腸内環境を悪化させ、私たちの健康そのものに深刻な影響を及ぼしかねません。そこで次章では、これら5つの腸ストレスに応じた食生活の改善方法をご紹介していきます。

3章

「腸を温め」5つのストレスを取り去る食べ物・食べ方

ただ温かい物を食べるだけでは腸は温まらない！

酸化ストレスを取り去る食べ方

腸を病気から守るファイトケミカル

前章で述べたように、日常のさまざまな活動によって活性酸素は発生します。活性酸素は、細菌やウイルスを殺すという免疫機能に欠かせないプラスの作用もありますが、過剰な活性酸素は体をサビつかせ、悪影響を与えます。

そのため、人体には活性酸素を消去する抗酸化システムがあります。このシステムにおいて、重要な役割をはたしてくれるのがファイトケミカル（フィトケミカルともいう）のなかの抗酸化物質です。

ファイトケミカルは、ギリシャ語で植物を意味するファイトと、英語で化学を意味するケミカルからなる言葉です。つまり、この物質は植物に含まれる化学成分の総称です。

この物質は、動物のようには動けない植物が、紫外線や雨、外敵などから身を守るために作りだした天然成分で、その約90％は野菜や果物など、人が日常的に食べている食品に含まれています。その種類はなんと約1500種類ほどともいわれています。

たとえば、ファイトケミカルが豊富に含まれている植物や野菜は、強い雨にさらされても簡単には腐りません。また、動物に食べられないために、独特な臭いや苦味の成分を持っているものもあります。

ファイトケミカルは、植物だけが作れる成分であり、人間や動物が作りだせるものではないこと。さらに、これまでの栄養学では定義することができない7番目（その他は、5大栄養素である炭水化物、たんぱく質、脂質、ビタミン、ミネラルと、食物繊維の6つ）の栄養素である、という2点に特徴があります。

ファイトケミカルは、以下のように6種類に大別できます。

①**ポリフェノール**：植物の色素や灰汁《あく》の成分などで、抗酸化力が強い。エキストラバージンオリーブオイル（以下、EXVオリーブオイルと表記）のオレウロペイン、赤ワインのレスベラトロールなど。

②**含硫化合物（硫黄化合物）**：ニンニクやタマネギなどの香りのもとで、ブロッコリーや

白菜などのアブラナ科の野菜のイソチアネート類、ワサビやカラシのアリルイソチアネート、ニンニクやネギなどのシステインスルホキシド類などがある。

③**脂質関連物質**：ニンジンのβ《ベータ》-カロテン、トマトやスイカのリコピン、ホウレンソウのルチン、ミカンのβ-クリプトキサンチンなどがある。

④**アミノ酸関連物質**：アスパラガスのグルタチオンなど。

⑤**香気成分**：バナナなどの香気成分であるオイゲノール、柑橘類《かんきつるい》のリモネンなど。

⑥**糖質関連物質**：キノコ、大麦のβ-グルカン、海藻のフコダイン、リンゴのペクチンなどがある。

さらに、ファイトケミカルを含む食品を効能別に見ると、以下のように分類されます。

①**抗酸化作用を持つもの**：EXVオリーブオイル、赤ワイン、赤じそ、クランベリー、緑茶、トマト、スイカ、タマネギ、ニンニクなど。

②**発がん物質を抑制するもの**：ブロッコリー、キャベツ、白菜（以上アブラナ科の野菜）、ワサビ、カラシ、マスタード、ニンニク、ネギ、大豆、スイカ、トマト、キノコ類など。

③免疫力を高めるもの：キャベツ、ニンニク、ネギ類、クランベリー、キノコ類、バナナ、ニンジン、海藻類、白菜など。

ファイトケミカルが多く含まれる果物にはそのほかに、キウイ、グレープフルーツ、マンゴー、ブドウ、オレンジ、リンゴ、スイカ、モモ、ナシなどがあります。

これらの食材とはたらきを覚えておき、腸を酸化ストレスから守るためにも、毎日の食卓に意識して取り入れるようにしたいものです。

EXVオリーブオイルの驚異の抗酸化作用

先に挙げた抗酸化物質を含む食品のなかでも、その強い抗酸化作用で注目を浴びているのがEXVオリーブオイルです。

ご存知のように、がん細胞は人間の体内で毎日のように発生しています。しかし、免疫システムが通常通りはたらいていれば、その増殖は抑えられます。この免疫力を維持するためにも、抗酸化物質は重要なはたらきをするのです。

というのも、免疫システムは、体内環境が整っていないと十分に力を発揮することができません。免疫力を強くするためのポイントは、免疫細胞がはたらきやすいように、活性酸素が少ない環境を整備してあげることなのです。

実はオリーブオイルには、抗酸化作用を持つ物質が4種類（ポリフェノール、ビタミンE、葉緑素、オレイン酸）も含まれています。

ほかにも、オリーブオイルは細胞膜を丈夫に保つはたらきがあることも動物実験で確認されています。人間の体は60兆個ともいわれる細胞で構成されています。それらの細胞を構成する細胞膜に障害が起こると、それがきっかけで、がん発生のリスクにもなってしまいかねません。

このように、オリーブオイルの効果は細胞膜レベルでも明らかになりつつあります。最近の動物実験では、サラダ油などに含まれるリノール酸を食べさせたマウスでは大腸がんの発生頻度が高くなり、オリーブオイルに多く含まれるオレイン酸を食べさせたマウスではこうした傾向が見られなかったということがわかっています。EXVオリーブオイルは、抗酸化作用ばかりではなく、大腸がんを予防する可能性を秘めているといえるでしょう。

発がんへの反応を抑制するはたらきも

がんと食事の因果関係が初めてわかったのは、1975年に実施された世界各国の調査がきっかけでした。それによって、動物性脂肪の摂取量が多いほど、大腸がん、乳がん、前立腺がんなどになりやすいことが判明したのです。

理由のひとつは、動物性脂肪には主に飽和脂肪酸が多く含まれていること。飽和脂肪酸とは常温で固まる性質があるため、体内に入ると、血液の粘度を高めて流れにくくしてしまいます。そのうえ中性脂肪や悪玉コレステロール（LDLコレステロール）の合成を促し、これらが血管壁に入り込みやすくします。この物質がマクロファージなどの免疫細胞の受容体であるTLR4に結合して、炎症を起こすことがわかっており、この炎症によってがんの進行が促進されると考えられるのです。

一方、青魚に多く含まれるn－3系脂肪酸であるDHA（ドコサヘキサエン酸）、EPA（エイコサペンタエン酸）は、常温では固まりにくいうえ、TLR4に飽和脂肪酸が結合するのをブロックして炎症が起こるのを抑制してくれます。つまり青魚の脂であるDHA、EPAなどは、炎症を抑えて、がんの成長を抑制するはたらきが期待できるのです。

（表３）主な脂肪酸の種類

	飽和脂肪酸	一価不飽和脂肪酸	多価不飽和脂肪酸
長鎖	パルミチン酸（牛脂、ラードなど）	〈オメガ９〉オレイン酸（オリーブオイル、キャノーラ油など）	〈オメガ６〉リノール酸、ガンマ・リノレン酸（紅花油、ひまわり油、コーン油など） 〈オメガ３〉EPA、DHA、アルファ・リノレン酸（青魚、亜麻仁油など）
中鎖	カプリル酸、カプリン酸（ココナッツ油など）		
短鎖	酪酸、酢酸、プロピオン酸（酢など）		

※飽和脂肪酸は常温で固体、不飽和脂肪酸は常温で液体。
※油の主成分である「脂肪酸」には、さまざまな種類があり、分子が鎖状につながっていて、その長さによって「長鎖」「中鎖」「短鎖」に分類されています。

体内のコレステロールのうち、食品から摂取されるのは20～30％前後で、残りの70～80％は動物性脂肪から肝臓で合成されたものです。

体内で作られるコレステロールは1日平均約1～2gほどで、それと同程度の量が体外に排出されています。そのうち約3分の1は胆汁酸であり、しかもこの胆汁酸は、腸内細菌によって二次胆汁酸に変化します。

この二次胆汁酸こそが、実は発がんの原因物質と見られており、とくに大腸がんへの影響が強く疑われているのです。

動物性脂肪を多く摂取すると、それだけ多くのコレステロールが作られ、腸内に大量の二次胆汁酸が発生してしまうことになるわけ

（表４）結腸がん死亡率と脂肪摂取量

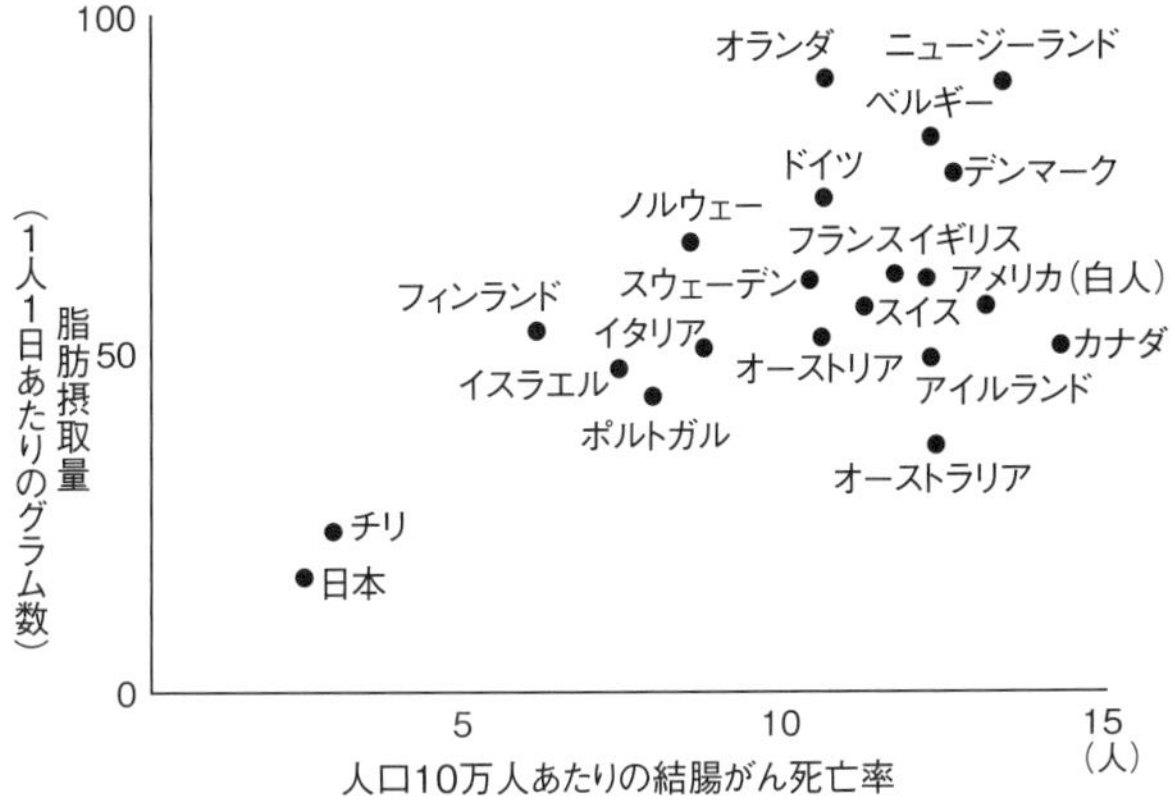

Wynder, E. L.

です。

また、前述したように、この二次胆汁酸自身が活性酸素を発生させ、がん遺伝子に突然変異を起こして、発がんに結びつくことも、最近になってわかってきました。

ＥＸＶオリーブオイルに含まれる多種類の抗酸化物質には、これらの発がんへの反応を抑制するはたらきが期待できます。事実、ＥＸＶオリーブオイルや魚、野菜、果物を多く摂取する地中海型食生活を送るギリシャでは、ほかの地域に比べて大腸がんや乳がんの罹患率が低かったという調査結果もあります。

１９６０年代、アメリカの医師ワインダーらの研究では、脂肪摂取量が低い値であった日本では大腸がん（結腸ガン）の死亡率は低く、脂肪摂取量の多かったアメリカなどの北米では、大腸がんの死亡率は高かったと指摘されています。

しかし、アメリカなどと同程度の脂肪摂取量であったイタリアでは、大腸がんの死亡率は低かったのです。このことは、アメリカに比べてＥＸＶオリーブオイルの摂取量が多く、肉類や乳製品などへの動物性脂肪の摂取量が少ない、つまり脂肪の摂取内容の差によるものだと示唆されるのです。

がん予防に効果的なカルシウム

カルシウムは、骨の材料になるだけではありません。２００７年の世界がん研究基金／米国がん研究所の「食品・栄養・身体活動とがん予防」と題された報告書には、がんのリスクを低下させる物質としてカルシウムが、ほぼ確実に効果がある栄養素として挙げられていました。

なぜ、カルシウムが大腸がんに効果があるのか。

脂肪を摂取すると胆汁の分泌量が増えます。前項で述べたように、胆汁に含まれる胆汁酸が酸化した二次胆汁酸は、大腸がんの引き金になりやすいことがわかっています。

まだ実験段階ですが、カルシウムにはこの胆汁酸を吸着し、便中に排出するはたらきがあることがわかってきました。1990年代に発表された海外の疫学的研究においても、食事やサプリメントでのカルシウム摂取量の多い人は、大腸がんの発症リスクが抑えられると結論づけられています。

とくにカルシウム摂取量が多いグループの大腸がんになるリスクは、最も少ないグループに比べて22％も低いという結果でした。

カルシウムを多く含む食品は、体への吸収率がいい順に、牛乳や乳製品、豆類、ダイコンの葉や春菊、小松菜などの緑の野菜、海藻やエビ・小魚類などがあります。

「酸化ストレス」を取り去る食べ方

1. ファイトケミカルを含む野菜・果物をたくさん食べる。
2. オリーブオイル、なかでもEXVオリーブオイルを日常的に摂取する。
3. カルシウムを意識して摂るようにする。

低体温ストレスを取り去る食べ方

腸の保温効果が持続する国民食

体を温めて、腸を動かすのに持ってこいのメニューがあります。それは、もはや国民食として定着しているカレーです。カレーライスを食べたあとには、ジワッと汗をかき、体全体が火照《ほて》るような感覚になったことがあるはずです。

それはカレーに含まれるシナモンやジンジャーなど30種類以上が入っているとされるスパイスによるものです。このスパイス効果について、興味深い研究があります。

日本薬科大学の丁宗鐵《ていむねてつ》教授による、本物のカレーと、比較のために作られた疑似カレーを、冷え症の女性に食べてもらい、体表温度や深部温度を測定した実験です。なお、本物のカレーには、シナモン、ジンジャーなどのスパイスがふんだんに入っています。

その結果、疑似カレーでは一時的な体温上昇は見られるものの、食後しばらくすると体温は元に戻ってしまいました。一方、本物のカレーを食べたグループでは、90分後も体温が上昇し続けたことが確認されています。

この実験からもシナモンやジンジャーなどのスパイスが豊富なカレーは、体を温めるには持ってこいの食事だといえるのです。

では、どのようなスパイスが温め効果をもたらすのでしょうか。カレーに含まれる主なスパイスといえば、ターメリックです。私たちが知るカレーの黄色は、このターメリックによるもの。カレー粉の約40％がこのスパイスだそうです。生薬《しょうやく》ではウコンとしても知られており、抗菌作用、健胃作用、代謝亢進、血行促進作用などがあります。近年の研究ではがん予防に対する報告もあるほど。また、動物実験ではありますが、ターメリックの色素成分であるクルクミンに、腫瘍の増殖を抑える効果が認められています。

ほかにも、シナモンやジンジャー、カルダモン、クミン、コリアンダー、クローブ、チリペッパーなど、体にいい効能を持つスパイスが豊富に含まれています。

このように、カレーはさまざまな効果が期待できるスパイスの宝庫です。市販のカレー粉やカレールウにも含まれていますが、スパイスから手作りしたほうがたくさん摂取できます。たまには本格カレーを作ってみてもいいかもしれません。そうすれば、腸を長い時間温めてくれる、おいしくて、より健康にいいカレーができあがります。

シナモン・ジンジャー・ティーの温め効果

「シナモン（桂皮《けいひ》）」と「ジンジャー（生姜《しょうが》）」は、古くから漢方製剤として使用される素材です。シナモンは、東南アジア原産のクスノキ科の木の幹や樹皮を乾燥させたもので、独特の甘味と香りが特徴です。

その主成分であるケイヒアルデヒドには、血流を増加させる作用があり、動物実験では末梢血管を拡張させる作用が確認されています。つまり血管を拡張して血行をよくする作用が期待できるのです。

一方、ジンジャーは、ショウガ科の草木で、有効部分は根茎《こんけい》です。マウスによる実験では、ジンジャーの辛味成分のうち「6－ショーガオール」や「10－ショーガオール」という物質に、体温の降下を抑制する効果が認められています。前者は生の生姜にも含まれていますが、どちらかというと乾燥させたもののほうが、この成分が多いことがわかっています。

ジンジャーは、西洋でも、胃腸への薬効が高いハーブとして古くから愛用されており、消化管のはたらきを整え、胃腸にたまったガスを排出させる作用があることも広く知られています。

このシナモンとジンジャーがともに使用されている漢方製剤に、「桂枝加芍薬湯《けいしかしゃくやくとう》」という薬があります。この桂枝加芍薬湯は、芍薬やシナモンを主成分に、ジンジャー、甘草《かんぞう》などから構成されます。桂枝加芍薬湯は、体が冷えやすい人や、胃が弱い人に有効とされる薬で、お腹の張りが強かったり、痛みがある人に処方されます。

とくに虚証《きょしょう》といって、冷感を伴う人に向く漢方製剤で、臨床の現場では、軽い便秘や、便秘と下痢を繰り返す過敏性腸症候群の治療薬としても処方されてきました。

こうした薬効をヒントに私が考案したのが、もっと気軽に日々の食事に取り入れやすい「シナモン・ジンジャー・ティー」です。市販のシナモンの粉末とジンジャー、適量のオリゴ糖をカップに入れ、お湯を注ぐだけの簡単なものです。

実際にどれくらい温め効果があるのかを、私の患者さんに体温測定をお願いしたことがあります。用意したのは「シナモン・ジンジャー・ティー」とただの「白湯《さゆ》」。この比較試験では、冷え症もなく、お腹の調子も健康な4人の方に被験者になっていただきました。

その結果、どちらも飲んですぐは、体温上昇が認められました。しかし、時間の経過とともに差が出てきました。

たとえば、35歳の女性では、白湯によって体温上昇が見られたものの、1時間後の体温が36・3度に戻ってしまいました。しかし、シナモン・ジンジャー・ティーを飲んだ1時間後では36・6度と、より体温を維持できていたのです。つまり、白湯もシナモン・ジンジャー・ティーもどちらも体は温まるものの、前者の場合はすぐに元に戻ってしまう、ということです。

同じく33歳の女性の例でも、シナモン・ジンジャー・ティーを飲んだあと、しばらくの間、上昇した体温を維持できていました。

これは、温かいお湯によって体温が上昇したことに加えて、シナモンの血管拡張作用やジンジャーの体温保持作用の相乗効果によるものと推測されます。

シナモンとジンジャーには体温上昇作用があるというよりは、温かいお湯によって一時的に上昇した体温の低下を防ぐ作用、つまり体温保持作用があるといえるのです。

温かいシナモン・ジンジャー・ティーによって、体温を上昇させ、少しでも長い間、体を温めておくことは、腸を温めて、動かすのにとても有効です。

（表5）シナモン・ジンジャー・ティーと白湯の比較試験

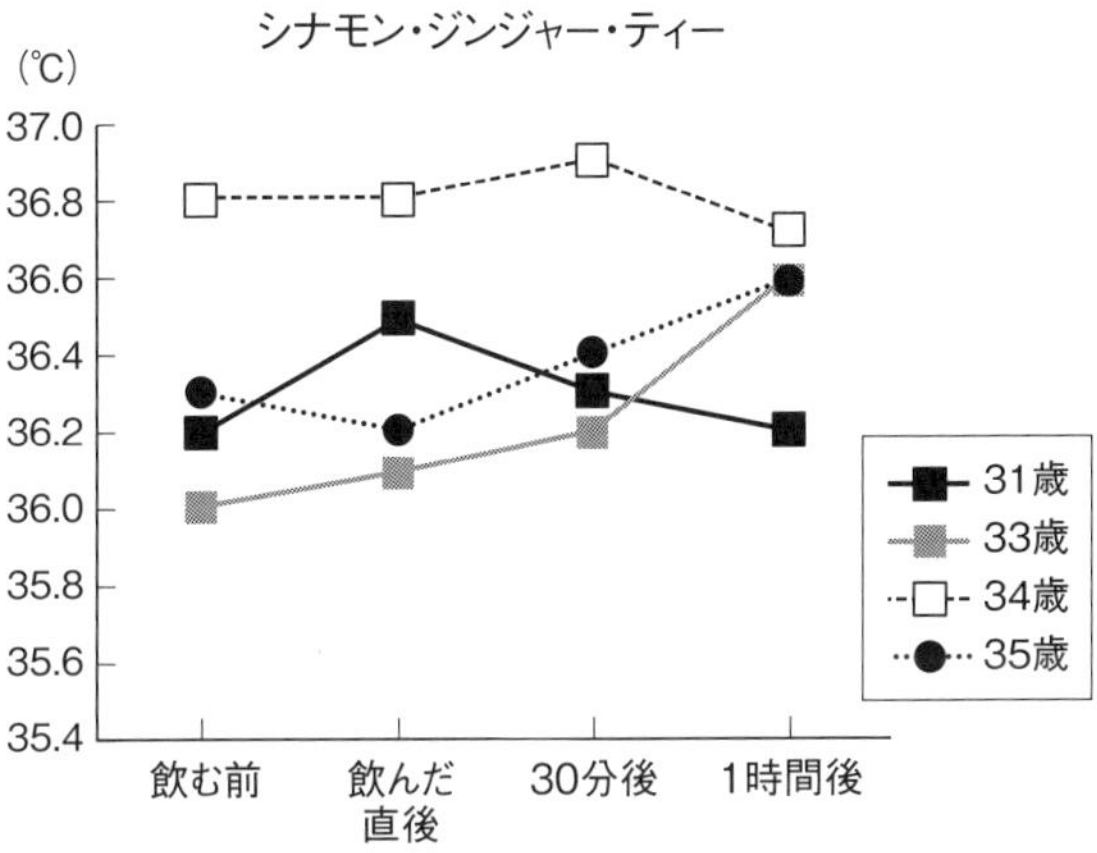

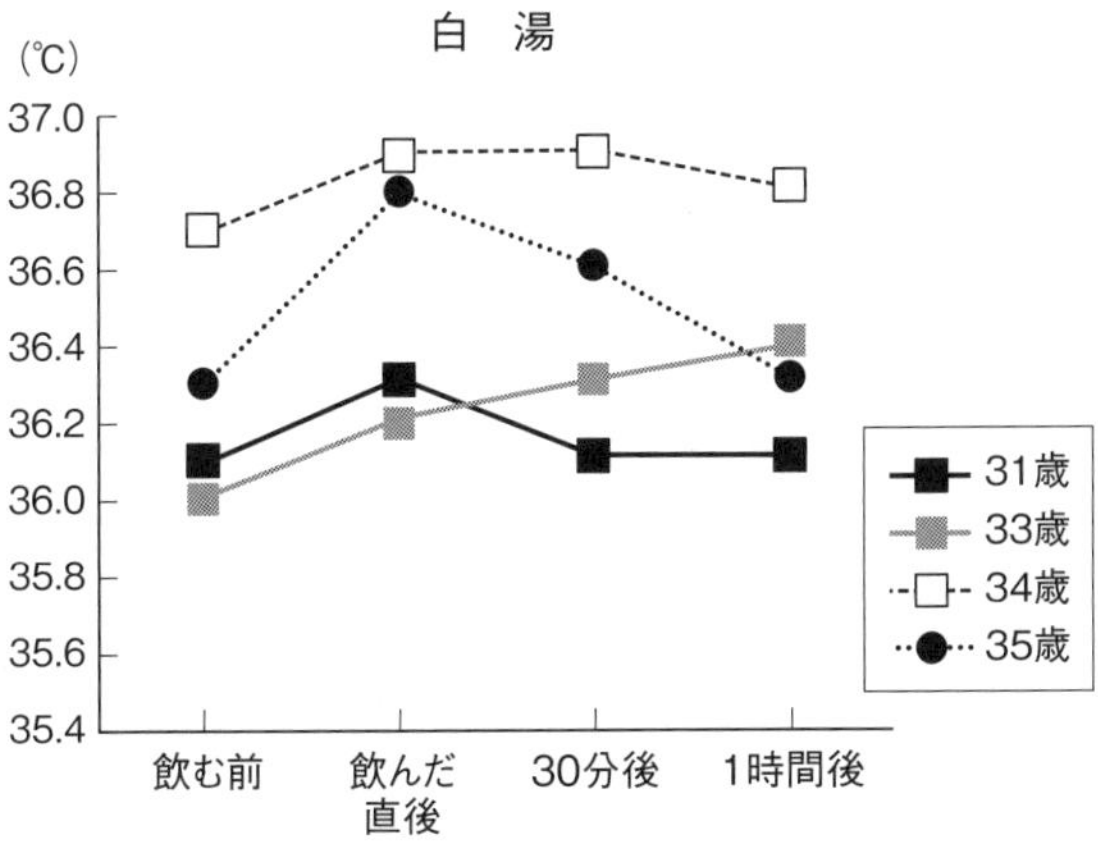

ＥＸＶオリーブオイルだけにある高い保温力

これまでオリーブオイルの健腸効果について述べてきましたが、腸の保温効果においても、ＥＸＶオリーブオイルはすぐれた効果を発揮します。

２０１１年3月11日、日本を突然襲った東日本大震災時に、震災後、急激な環境の変化によるストレスで便秘になったり、トイレ不足が原因の便秘など、さまざまな腸のトラブルが報告されました。

それに関して、日常生活や日常品を用いて解決できることはないかと、ある新聞社から取材を受けました。当時は、季節的にもまだ寒く、お腹が冷えてしまうことも問題になっていました。以前、ある新聞社の記者に聞いた話によれば、阪神淡路大震災のときには、被災者の約40％が、被災後に便秘になったそうです。やはりこのときも1月の寒い時期でしたので、お腹の冷えも大きく関与していたのでしょう。

お腹の冷えを解消するには、直接温かいものを飲むことが有効です。たとえば、白湯です。寒い時期に白湯を飲むだけでいくらか体が温まるのは、誰もが経験したことがあるでしょう。しかも水分を摂取することで便秘の解消にも効果が期待できます。しかし、これだけではなかなか排便促進につながらないケースもあります。

そこで、排便促進効果を持つＥＸＶオリーブオイルを摂ることを提案しました。ＥＸＶオリーブオイルそのものだけでは、その味に抵抗を感じる人もいるようなので、たとえば、災害避難時だったこともあり、手に入りやすく調理も簡単なカレー味のカップ麺に、ＥＸＶオリーブオイルを入れて摂取する方法を提案しました。

カレーにオリーブオイル？　と思う方もいるかもしれませんが、私がまず実際に試食してみたところ、これがなかなかイケるのです。しかも、お腹の温かい感覚が、ただのカップ麺よりも長い時間持続するように感じられたのです。

そこで、懇意にしている日清オイリオグループ株式会社の研究所で、ＥＸＶオリーブオイルを使った実験をしていただくことにしました。

80度の白湯１８０mlを３００mlのビーカーに入れたものと、80度のお湯に小さじ1杯（約５ml）のＥＸＶオリーブオイルを入れたビーカーとで、時間経過とともに低下する温度の差を比べてみました。すると、50分後になんと7・4度の温度差が生じたのです。

それは想像以上のものでした。油なら同じように効果があるかというと、そんなこともなく、同時にサラダ油との比較もしましたが、ＥＸＶオリーブオイルのほうが高い保温力があることがわかりました。

その秘密は「油膜」にあります。サラダ油などに比べて、ＥＸＶオリーブオイルの油膜は均一に薄く広がった状態が保たれるために、すぐれた保温効果を発揮するのだろうと考えられます（この内容は現在、日清オイリオグループと特許出願中です）。

寝る前にはオリーブ・ココアを

このオリーブオイルの保温力をさらに高め、腸を温め、動かすための飲み物として考案したのが、「オリーブ・ココア」です。

これは、オリーブオイルとココア、オリゴ糖にお湯を加えたもので、おいしく飲めて、冷えと停滞腸（便秘）にとても有効な飲み物です。冬の寒い季節にはとくに、体を温めるだけでなく、腸のはたらきをよくしてくれるので、おすすめです。

この飲み物でもまた、その有効性を確かめるため、オリーブ・ココア３００mlとただのココア３００mlとで、飲用後の体温を比較試験してみたところ、多くの被験者で、オリーブ・

(表6) オリーブオイルの保温効果

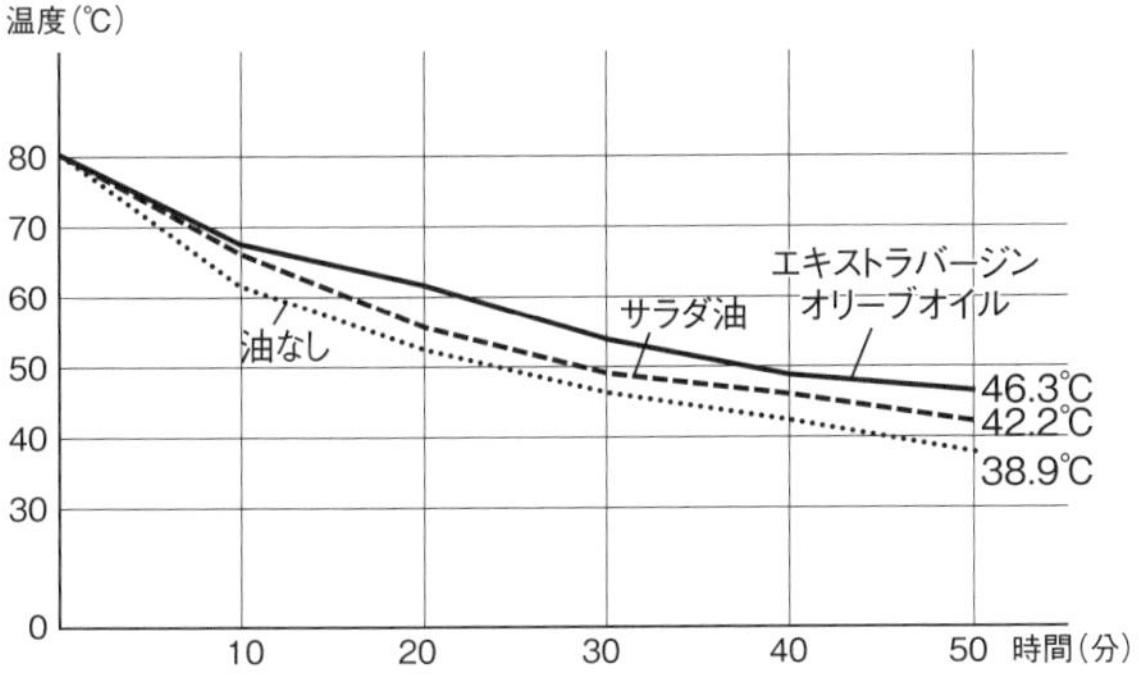

80度のお湯180mlにエキストラバージンオリーブオイル5ml入れたものと、
サラダ油を同量入れたもの、ただの白湯との温度変化の比較

資料提供:日清オイリオグループ

ココアのほうが体温保持効果が高いという結果が出ました。

この検討ではまた、興味深い結果も得られました。2時間後の値で0・2度以上の体温上昇が見られた7例のうち、男性1例を除く6例の女性は、いずれも冷え症で、体型はどちらかというとやせ型、食後に下腹部がふくらむ胃下垂タイプの人だったことです。また、1例の男性の場合も、冷え症ではないものの、どちらかというとやせ型でした。

ここからわかることは、やせ型で冷え症の女性にとくに効果があるということ。そして、女性はおおむね胃下垂の人が多いことから、胃下垂傾向の人に効果的である、ということです。

胃下垂とは、食事後に胃が骨盤内に下りてくる状態をいいます。空腹時にオリーブ・ココアを飲めば、当然オリーブ・ココアのみが胃のなかにたまります。その際、油膜ができるので、ココアが冷めにくくなることが推測され、ココアの熱が徐々に体に移行し、体温が上昇したものと考えられます。普通のココアでは、油膜ができずにすぐに冷めてしまうため、体温の上昇が続くまでには至らなかったのでしょう。

さらに、オリーブ・ココアには、腸にうれしい効果もあります。ココアには食物繊維が含まれていること、さらに甘味料としてオリゴ糖を使用しているので、善玉菌であるビフィズス菌を増加させる効果、またオリゴ糖そのものの排便促進効果が期待できることです。

また、オリーブオイルに含まれるオレイン酸の小腸刺激作用による排便促進効果などが加わるので、冬のお腹が冷えた停滞腸や、冷えによる便秘の悪化に対して、まさにうってつけの飲み物だといえるでしょう。

先のシナモン・ジンジャー・ティーはシャキッとする午前に、オリーブ・ココアは午後や寝る前などにおすすめです。

砂糖の代わりに、善玉菌を増やすオリゴ糖を摂る

オリゴ糖の話が出たところで、オリゴ糖の腸への作用について紹介しておきましょう。腸内環境をよくしてくれるので、ぜひとも日常的に摂取したいものだからです。

オリゴ糖は、単糖（炭水化物を分解したときに、これ以上分解できない最小単位）が2〜20個結びついたもので、砂糖の主成分となっている糖や麦芽糖《ばくがとう》など、小腸で吸収されやすく、エネルギー源となるものも含みますが、人間の消化酵素では消化されない成分も含まれています。これらは分解されることなく大腸まで到達し、善玉菌の代表であるビフィズス菌のエサとなります。つまり、オリゴ糖は、腸内の善玉菌を増やし、腸内の環境をよくしてくれるのです。

市販されているオリゴ糖には、乳果オリゴ糖や大豆オリゴ糖、フラクトオリゴ糖、ガラクトオリゴ糖、イソマルトオリゴ糖などがあり、それぞれ以下のような特徴があります。

乳果オリゴ糖：ビフィズス菌を増殖させます。

大豆オリゴ糖：大豆のたんぱく質を利用したあとの残りかすから作られるオリゴ糖の総称

です。エネルギーはショ糖の約半分と低カロリーで、熱や酸にも強いのが特徴です。大豆オリゴ糖を1日に3g摂取すると、腸内のビフィズス菌は数倍に増加するとされています。

フラクトオリゴ糖：砂糖を原料に、酵素を作ります。消化酵素で分解されにくく、こちらもビフィズス菌の増殖を促します。

ガラクトオリゴ糖：乳糖をアルカリで処理して作られます。ビフィズス菌の増殖を促し、たんぱく質の消化・吸収を助けます。

イソマルトオリゴ糖：ハチミツ、味噌、しょう油などに含まれるオリゴ糖です。ビフィズス菌の増殖を促し、熱や酸にも強く、料理に利用すると旨味やコクが出ます。

オリゴ糖が多く含まれる食材には、ネギやタマネギ、キャベツ、ゴボウ、納豆などが挙げられます。また、バナナやリンゴなどの果物にも豊富に含まれていますので、毎朝、果物を食べたり、ジュースなどにして飲むことで簡単に摂取できます。

摂取の目安は1日に3～5gですが、前記のような食材を通して日常的に摂っているので、ふだんのメニューに、果物や豆乳などを追加するだけで、無理なく必要量を摂ることができるはずです。

また、料理などの甘味料には、白砂糖の代わりにオリゴ糖を使うことをおすすめします。

「低体温ストレス」を取り去る食べ方

1. スパイス、野菜たっぷりのカレーを食べる。
2. 温かい食材にEXVオリーブオイルをティースプーン1杯程度かけることで、腸の保温効果がより高くなる。
3. シナモン・ジンジャー・ティー、オリーブ・ココアを飲む。

欠食・偏食ストレスを取り去る食べ方

食物繊維を理想的に摂るためのF・I値とS・F値

「欠食・偏食ストレス」を抱えている人は、何よりもまず炭水化物を中心に、野菜やキノコ類、発酵食品などをしっかり摂って、バランスのいい食生活に改める必要があります。

そのためにも、1日のうちで最も腸の大ぜん動が起こりやすい朝に、きっちり食事を摂ることがポイントになってきます。

また、夜遅くにものを食べると、胃腸に負担がかかり、翌朝の食欲が湧かなくなるため、就寝の3時間前までに夕食を摂るようにしたいものです。

とはいえ、腸の欠食・偏食ストレスを抱えている人は、そもそも食事の量が少なかったり、不規則だったりします。あるいは、体重が気になっていたり、メタボが心配な人も多いでしょう。そういう人は、カロリーが低めで、食物繊維がたっぷり含まれた食べ物を効率的に摂りたいところです。

一般的に食物繊維を多く含む食事をしている人の腸内には、肉と脂肪が多い食事をしている人に比べて、ビフィズス菌などの善玉菌が多く存在しており、逆に病原毒素を出すような悪玉菌は少ないことがわかっています。食物繊維には便通を促して腸をきれいにする作用だけではなく、腸内細菌のバランスを整えたり、血糖値や血圧を上がりにくくする効果、コレステロール値の改善に役立つ作用も期待できるのです。

1章で述べたように、食物繊維には水溶性と不溶性があり、それらを上手に組み合わせることによって腸をきれいにしてくれます。水溶性と不溶性の理想的な摂取比率は1対2です。

水に溶けにくい不溶性食物繊維は、腸内で水分を吸収してふくらむことで、腸壁を刺激して腸のぜん動運動を促します。便のかさが増し、腸の運動も活性化されますが、水分が足りていないと便が硬くなってしまう恐れがあります。

一方、水に溶けやすい水溶性食物繊維の特徴は、ヌルヌルして粘度が高いことです。そのため腸のなかで水分を抱き込んでドロリとしたゼリー状に変化します。ゼリー状になった食物繊維は、消化の過程で生じた老廃物や毒素など、体にいらないものや、有害なものを吸着し、便として排出してくれるのです。

また、腸内にいる善玉菌のエサにもなります。これによって善玉菌が増え、腸内環境が良好に保たれるのです。

そんな食物繊維を効率的に摂り、だけど、カロリーは抑えたい、という人に向けて私が考案したのが、次ページの「F・I値（ファイバー・インデックス値）」です。これは食材に含まれる100g中のカロリーと食物繊維量の比率のことで、つまり、この値が低いほど100g中の食物繊維量が多く、カロリーが低いというわけです。また、食物繊維総量に占める水溶性食物繊維量の割合が「S・F値（サルバブル・ファイバー値）」です。

ダイエットでカロリーを気にするあまり、食物繊維の摂取量が少なくなり、結果的に腸のはたらきが悪くなってしまっている人がいます。しかし、表を見ればわかるように、よく探せば食材のなかにはカロリーが低くて、食物繊維量が多く含まれるものはたくさんあります。

たとえば寒天など海藻類、キノコ類などがその代表的なものです。そばも穀物ではありますが、ご飯と同じカロリーなのに、より多くの食物繊維量を含んだ食材です。腸の偏食ストレスを抱え、カロリーが気になる人は、このファイバー・インデックスを参考に食物

（表7）主な食品のF・I値とS・F値（100g中）

	食品	カロリー（kcal）	食物繊維総量（g）	水溶性（g）	不溶性（g）	F・I値	S・F値
穀物・麺類	ライ麦パン	264	5.6	2.0	3.6	47	36
	そば（ゆで）	132	2.0	0.5	1.5	66	25
	パスタ（ゆで）	149	1.5	0.4	1.1	99	27
	食パン	264	2.3	0.4	1.9	115	17
	玄米（炊き）	165	1.4	0.2	1.2	118	14
	うどん（ゆで）	105	0.8	0.2	0.6	131	25
	精白米（炊き）	168	0.3	0	0.3	560	—
野菜	ブナシメジ（ゆで）	21	4.8	0.2	4.6	4	4
	オクラ（ゆで）	33	5.2	1.6	3.6	6	31
	ゴーヤ	17	2.6	0.5	2.1	7	19
	ブロッコリー（ゆで）	27	3.7	0.8	2.9	7	22
	ゴボウ（ゆで）	58	6.1	2.7	3.4	10	44
	レタス	12	1.1	0.1	1.0	11	9
	キャベツ（ゆで）	20	2.0	0.5	1.5	10	25
	ニンジン（ゆで）	39	3.0	1.0	2.0	13	33
	タマネギ（ゆで）	31	1.7	0.7	1.0	18	41
	サツマイモ（蒸し）	131	3.8	1.0	2.8	34	26
	ジャガイモ（蒸し）	84	1.8	0.6	1.2	47	33
豆・海藻	寒天（もどし）	3	1.5	—	—	2	—
	もずく	4	1.4	—	—	3	—
	ワカメ（もどし）	17	5.8	—	—	3	—
	大豆（ゆで）	180	7.0	0.9	6.1	26	13
	納豆	200	6.7	2.3	4.4	30	34
フルーツ	キウイフルーツ	53	2.5	0.7	1.8	21	28
	イチゴ	34	1.4	0.5	0.9	24	36
	アボカド	187	5.3	1.7	3.6	35	32
	リンゴ	54	1.5	0.3	1.2	36	20
	バナナ	86	1.1	0.1	1.0	78	9
	ブドウ	59	0.5	0.2	0.3	118	40

『五訂増補　日本食品成分表』より　※小数点以下を四捨五入

繊維の摂取を心がけてください。

「欠食・偏食ストレス」を取り去る食べ方

1. 炭水化物を中心に、野菜や果物、キノコ類、海藻類、魚や肉など、バランスのいい食事を摂る。
2. ファイバー・インデックス表を参考に、高食物繊維・低カロリーの食事を意識する。
3. 朝食をしっかり摂り、寝る3時間前までに夕食はすませるようにする。

心理ストレスを取り去る食べ方

植物性乳酸菌は心のストレスも緩和してくれる

植物性乳酸菌は、腸に到達し乳酸を放出し、腸内を弱酸性の環境に保ってくれます。腸内が弱酸性に保たれると弱アルカリ性を好む悪玉菌はすみにくくなるため、おのずと善玉菌の割合が増えるというわけです。

この「整腸作用」によって腸内環境が改善されると、便秘解消や免疫力アップにもつながり、腸のさまざまな病気の予防にもなります。

さらに、植物性乳酸菌は、精神的なストレスを緩和し、気分をスッキリさせてくれるはたらきも期待できるのです。

最近ではＭＲＩ（磁気共鳴映像法）などの進歩により、心の動きや気分の変化によって、脳内の血流に変化が見られることがわかってきました。つまり、心の状態を脳で知ることができるようになったということです。

では、腸内環境がよくなると気分もよくなるとはどういう仕組みなのでしょうか。その関係を具体的に証明するために、不安感情などをチェックする心理テスト「ＰＯＭＳ（ポムス）」を用いて検討をしてみました。対象は、腸内環境が悪化していて、不安や抑うつなどに悩む慢性便秘症の患者さんです。

植物性乳酸菌のひとつであるラブレ菌含有カプセルを4週間摂取していただき、カプセルの摂取前後のＰＯＭＳの結果と便培養による便内にある菌の状況、および自覚症状、マグネシウム製剤などの下剤服用量の変化について検討してみました。

これらのテストは、患者さんの同意を得てヘルシンキ宣言（人体実験に関する倫理規範を定めた国際的な宣言）に則って行われたものです。

対象は44名（20歳〜65歳）の下剤服用中の慢性便秘症の、いずれも女性の患者さんです。

その結果、ラブレ菌含有カプセルの摂取前と摂取後を比較すると、自覚症状では改善が見られ、下剤総使用回数と使用量に減少が見られました。

糞便内細菌叢は、接種前と比較して、腸内善玉菌である乳酸菌の有意な増加、悪玉菌であるバクテロイデス菌叢及びバクテロイデス菌占有率の有意な減少が確認されました。また、POMSによる心理テストの結果においても、不安や抑うつ状態の有意な改善が見られました。

以上の結果から、腸ストレスを取り除くことで、心身のストレスを和らげられることが証明されたといえます。つまり、腸の調子を整えるだけでなく、「心理的ストレス」をも取り除いてくれる植物性乳酸菌の有用性が科学的にも実証されたのです。

ペパーミント・ティーで、気持ちも腸もスッキリ

ガムや歯磨き粉などの香料としても使用される、スッキリさわやかなペパーミントは、実は古くから薬効にすぐれたハーブとして知られています。2000年近く前のギリシャで書かれた本にもその薬効に関する記述が見つかっています。

「お腹にガスがたまっているような気がして、どうもスッキリしない」という人には、このペパーミントがおすすめです。ちなみにドイツでは、腸のはたらきが停滞している人や便秘の人が訴える腹部膨満感《ぼうまんかん》に対して、ペパーミント・ウォーターを飲むようにすすめています。

ちなみに、お腹にたまるガスの正体は、その約70%が口から飲み込んだ空気で、腸内で発酵したガスと混ざり合ったものです。その成分は約４００種類あるとされ、そのうち約80%が窒素で、インドールやスカトールなどの悪臭のもとになる成分は１%にも満たないとされています。

こうしたガスがお腹にたまって苦しくなる原因のひとつに、ストレスが挙げられます。緊張したりストレスを感じてしまうと、空気嚥下症《えんげしょう》といって、無意識のうちに多量の空気を飲み込んでしまうようになります。こうして飲み込んでしまった空気は、ゲップを我慢してうまく外に排出されないと、腸に下りてガスとなってしまうのです。

さらに、横行結腸にガスが大量にたまると胃を圧迫し、胃の内容物を停滞させるため、胃炎や逆流性食道炎を起こしてしまいます。

実際、私のクリニックの慢性便秘症の患者さんで、胸やけなどの症状があり、胃内視鏡検査で胃炎や逆流性食道炎が認められた人は９%にも上ります。つまり、こうした症状は大腸にたまったガスが胃を圧迫することで起こりうる、ということなのです。

こうした腸内にたまってしまったガスを、効果的に排出するためにもペパーミントが有効です。私がおすすめするのは、ペパーミントの葉をお湯で抽出したペパーミント・ティーです。

その秘密は、ペパーミントが、腸管を動かしている筋肉である平滑筋《へいかつきん》の緊張を弛緩《しかん》させることにあります。腹痛や不快感のもとになるのは、筋肉の過度な収縮です。その緊張を抑制してくれる効果があるので、心理的なストレスから心身をリラックスさせてくれるのです。

実際、動物実験において、ペパーミントの主要成分であるメントールが、腸の筋肉を収縮させる物質が出るのを抑えてくれたり、筋肉収縮を引き起こすカルシウムが細胞内に流れ込むのをブロックしたりすることが報告されています。

ペパーミントには、さらに発汗作用もあります。これはメントールの血管を拡張する作用によるものです。それによって、腸の動きをよくするという作用も期待できます。したがって、ペパーミント・ティーを飲むことで、温かいお湯でお腹が温まり、ペパーミントのメントールによって腸のはたらきがよくなるというわけです。

ちなみにメントールには、殺菌・抗ウイルス作用や鎮静作用もあります。そのため、不眠解消にも効果を発揮します。

心理ストレスを減らしてくれるビタミンC

肌荒れを防ぐなど美容効果も期待できるビタミンCには、ぜん動運動を促進するなど腸にとってもうれしい作用を持っています。さらに、心理的ストレスを取り除いてくれる効果も期待できます。

私たちの心身はストレスを感じると交感神経のはたらきによって、アドレナリンの分泌や血圧の上昇、血中糖分を増やすことでストレスに立ち向かおうとします。このアドレナリンが作られる際に、大量のビタミンCが必要になります。

1日に摂取すべきビタミンCの目安量は、男女ともに、大人は約100mgとされています。ただし、激しい運動や紫外線を多く浴びたときなどは、酸化ストレスを取り除くために大量のビタミンCが消費されます。ビタミンCは水に溶けやすく、摂りすぎても体外に排出されるため、食べ物から少し多めに摂るくらいがちょうどいいかもしれません。

ビタミンCは、ブロッコリーやピーマン、キャベツ、ゴーヤ、カボチャ、イチゴ、柿、キウイなどの野菜・果物に多く含まれています。

食事からの摂取が難しい場合は、飲料水やサプリメントなどで手軽に補給できます。薬局でもビタミンC配合のサプリメントやアスコルビン酸（ビタミンC）の錠剤が市販されています。

ただし、サプリメントを多く摂りすぎると、お腹をこわすことがありますのでご注意ください。

「心理ストレス」を取り去る食べ方

1. 味噌、漬け物などの発酵食品、植物性乳酸菌の飲料などで、植物性乳酸菌を意識して摂るようにする。
2. ペパーミントを日々の食生活に活用する。たとえば、ペパーミント・ティーなどにして飲む。
3. 野菜や果物からビタミンCを多く摂るようにする。

免疫ストレスを取り去る食べ方

いま注目されている大麦のβ-グルカン

その免疫力アップ効果に注目が集まる、β-グルカンという成分を耳にした人も多いと思います。このβ-グルカンは細胞壁に含まれる多糖類の一種で、水溶性食物繊維に分類され、大麦やキノコ類に多く含まれています。

近年、β-グルカンについてはさまざまな効果が明らかにされつつあります。たとえば、免疫系を活性化して感染抵抗力を強める効果や、慢性の炎症を抑制する効果などが報告されており、アメリカ食品医薬品局（ＦＤＡ）と欧州食品安全機関（ＥＦＳＡ）は、大麦食品についてコレステロールを低下させる因子として、「ヘルスクレーム（健康強調表示）」を認可しています。

大麦β-グルカンには、ほかにも血糖値の上昇抑制作用、血圧降下作用があることが明らかになっています。前述のFDAのヘルスクレームによれば、効果のある摂取量は1日3gとなっています。発芽大麦であれば100g強に相当する量です。

ここで昭和30年の農林水産省（当時は農林省）の作物統計を見てみます。それによれば日本の大麦生産量は240万tで、平均摂取量は1年に1人あたり24kgも消費していたことになります。したがって、大麦のβ-グルカン含有量を3％とすれば、1日あたり約2gを大麦から摂取していたと考えられます。

現在はどうでしょう。国内で生産される主食用の大麦は約20万t前後と昭和30年当時の10分の1以下にまで低下しています。キノコ類など大麦以外からも摂れるので、現代人の摂取量が10分の1以下になったわけではないでしょうが、β-グルカンの摂取量も同様に低下しているようです。

水溶性β-グルカンは、胃や小腸で消化酵素の影響を受けず、水溶性の状態では高い粘性があることから、胃粘膜の保護作用、小腸内を通過するときに糖質や脂質の吸収を抑制する作用、有害物質を吸着して体外に排出する作用なども知られています。腸の「免疫ストレス」を取り除くβ-グルカンの効果は、今後の研究によってさらに明らかにされるでしょう。

免疫力アップに欠かせないグルタミン

腸の免疫力アップには、グルタミンという栄養素も欠かせません。

グルタミンとグルタミン酸は、よく混同されがちです。どちらも人体に欠かせない必須アミノ酸ではあるものの、異なる物質です。

グルタミンは骨や筋肉を作るなど、たんぱく代謝や免疫機能にとって重要な栄養素であることは2章で述べた通りですが、実は腸にとっても重要な栄養素なのです。

グルタミンは小腸粘膜細胞にとって最大のエネルギー源で、大腸粘膜細胞にとっても2番目のエネルギー源です。さらに、小腸の粘膜の修復や、粘膜細胞のはたらきを高め吸収を促す作用、リンパ球の栄養になるなど、腸の免疫作用にとって不可欠の栄養素といえます。

通常、グルタミンのほとんどは体内で合成され、食事で摂取される量は、体内で消費される量に比べてはるかに少ないものです。そのため、本来グルタミンを意識的に補充する必要はないといえます。

ただし、病気や激しい運動などで体が深刻なダメージを受けたりした場合、各臓器に供給するために筋肉から大量にアミノ酸が消費されることになります。そのひとつがグルタミンです。このような事態になると、グルタミンが不足してしまいます。とくにグルタミンは、分裂スピードの速い腸細胞のエネルギー源として大量に消費されるので、このような状況下ではとくに補給が必要になります。

腸壁にある免疫細胞のなかでも、とくにマクロファージやリンパ球にとってグルタミンは重要なエネルギー源でもあるので、感染症などに対抗する際には、さらに多くのグルタミンが消費されます。

フランス人は、風邪で体力が落ちてしまったとき、生肉や生卵を使った料理である「タルタルステーキ」を食べると聞いたことがあります。肉や魚、卵に多く含まれ、熱に弱いグルタミンは、生の状態で摂ることが有効であることを、彼らは経験的に知っているのでしょう。

体内で消費されるグルタミンのほとんどは体内で合成されるものなので、どんなときに、どれくらいの量のグルタミンを摂取すれば有効なのかについては、はっきりとしたことはわかっていません。しかしフランス人の例からもグルタミンの摂取と免疫力のアップには深い関係があることは間違いなさそうです。

グルタミンを効率的に摂取するなら発芽大麦がおすすめです。この発芽大麦はグルタミンのみならず、ビタミンや食物繊維、ミネラル、先のβ－グルカンなどさまざまな栄養素を豊富に含んでいます。あるいは青魚の刺身や、生卵での卵かけご飯などを食べるのもいいと思います。

グルタミン酸は腸のパワーの源

前項ではグルタミンを紹介しましたが、それと混同されやすいグルタミン酸もまた、腸の免疫力アップに寄与する物質です。

私たち日本人が「うまい」と感じるもの。その「旨味」とは、鰹節や昆布、干しシイタケなどでとられた「出汁《だしじる》」によるものです。この出汁こそが、和食を特徴づけるひとつの要素だといえるでしょう。

この旨味のもとは、出汁に多く含まれているグルタミン酸です。実はこのグルタミン酸は、私たちにおいしさを与えてくれるだけではなく、生体内で多くの作用をもたらすことがわかってきたのです。

味の素株式会社ライフサイエンス研究所の研究では、胃のなかにグルタミン酸があると、副交感神経の活動が促進されることが指摘されています。

さらに、消化管（小腸粘膜）はその活動エネルギー源のひとつとして、グルタミン酸を大量に消費しているそうです。つまり、旨味成分（グルタミン酸など）の少ない食材ばかり食べていると、腸のエネルギーが不足し、腸の運動が停滞してしまいかねないのです。旨味成分の多いもの、つまり日本人が従来食べていた出汁の利いた食事を多くとることは消化管運動の亢進、つまり腸の健康には不可欠だったのです。

このグルタミン酸は、日本人の食生活に欠かせない大豆食品（納豆、豆腐、味噌、しょう油）のみならず、地中海型食生活の基本食材であるトマトにも豊富に含まれています。これらの食材を上手に活用して、グルタミン酸をしっかり摂りたいものです。

腸を動かすマグネシウムには、大腸がんの予防効果もあり

腸を動かすミネラルに、マグネシウムがあります。マグネシウムは必須ミネラルとされ

ていますが、現代日本人の摂取量は必要量に足りていないようです。

１９５０年以前には、日本人は海藻などから必要量のマグネシウムを摂取していました。しかし１９６０年以降、食の欧米化によって食物繊維摂取量や植物性乳酸菌摂取量の減少とともに、マグネシウムの摂取量も減少していったのです。

現在、マグネシウムの必要摂取量の基準値は１日あたり３７０㎎（男性30〜49歳）とされていますが、実際には約２５０㎎しか摂取しておらず、１２０㎎ほど不足しています。このことが、慢性的な便秘や腸ストレスに悩む人が増えている原因のひとつにもなっていると考えられます。

マグネシウムは、「体温や血圧の調節」「筋肉の緊張を緩和」「細胞エネルギーの蓄積や産生の補助」など生命の維持には欠かせないものです。腸にとっても重要で、さまざまな刺激から腸の粘膜を守ったり、神経のはたらきを円滑にして腸ストレスを取り除いてくれる役割を担っています。

２０１１年2月の厚生労働省研究班の報告では、マグネシウムを多く摂取する男性は大腸がんのリスクが有意に低いとされています（ただし、女性においては有意な関係が認められませんでした）。

このように人体にとってマグネシウムは必要不可欠な栄養素である一方で、消費されやすいものでもあります。たとえば、甘いものの食べすぎや発汗、ストレスなどによっても消費されてしまいます。

マグネシウムが不足すると、便秘だけではなく、スポーツのときのけがや肉離れなどを起こしやすくなるなど、さまざまな悪影響を及ぼします。

このようにマグネシウムは、腸を動かし、病気から守ってくれる大切なミネラルなのです。便秘がひどいときに、マグネシウム製剤などを下剤として使用することもありますが、なるべくなら毎日の食事のなかで補うのがよいでしょう。

マグネシウムが多く含まれる食材には、にがりや岩塩、硬度の高いミネラルウォーター、ひじき、玄米、納豆、カキ、カツオ、ゴマ、サツマイモ、落花生、バナナなどがあります。

ただし、重度の便秘の場合は、食事だけで効果を期待するのは難しいので、専門医に相談のうえ、薬剤として摂るのが効果的かもしれません。

アルコールと腸の適切な関係

アルコールを飲みすぎると肝臓に悪い。ここまではよく知られています。しかし、それだけでなく、腸をはじめとした消化器にもさまざまな悪影響を及ぼします。

アルコールは、口腔《こうくう》がんや舌がん、咽頭《いんとう》がん、食道がんのリスクを高めてしまうことがわかっています。濃度の高いアルコールの刺激によって、これらの部位の粘膜が傷つけられるために引き起こされるもので、これらはアルコール関連がんと呼ばれています。

アルコールは肝臓で代謝されてアセトアルデヒドになり、最終的に解毒され、水と炭酸ガスになります。このアセトアルデヒドが内臓を刺激したり、細胞を傷つけたりすることで、がんの発生リスクを高めるとも考えられています。

大腸がんについても、同様の理由から、発症リスクを高めていると考えられます。近年の疫学研究によれば、そのほとんどにおいて、アルコールは大腸がんの促進因子と結論づけています。

日本においても「厚生労働省研究班による多目的コホート研究」があります。それによれば、男性の場合、1日平均1合以上のお酒を飲む人は、お酒を飲まない人に比べて大腸がんの発生率が高いという結果でした。

また、ビールなどアルコール度数の比較的低いものでも、大量に飲むと直腸に炎症が起き、これが引き金となり直腸がんになりやすくなるというデータもあります。

お酒は百薬の長といわれたりもしますが、量が過ぎればただの毒です。量に注意して楽しみたいものです。

潰瘍性大腸炎になりやすい食べ物

前述の厚生労働省の研究班による、興味深い調査があります。それは、潰瘍性大腸炎やクローン病等の炎症性腸疾患の患者さんに「発病の5年前にどのような食生活を送っていたか」についてアンケートを行ったものです（2001年）。

それによると、パンやチーズ、肉類、ハム・ソーセージなどの加工食品とともに、バターやマーガリンなどの油を多く摂っていたことがわかりました。こうした欧米型の食事を多く摂っている人は、そうでない人に比べると、なんと1・71倍の確率で潰瘍性大腸炎になりやすいというのです。

さらに、食間や食後についつい食べたくなるチョコレートやキャラメル、スナック菓子、ケーキ、アイスクリームなどの甘いものについても同様のアンケートをしています。すると、これらの甘いものをよく食べる人は、そうでない人に比べて、1・22倍の確率で潰瘍性大腸炎になりやすいという結果でした。

一方で、野菜や果物をたくさん食べる人は潰瘍性大腸炎を発症しにくい、という結果も。

以上の調査からは、潰瘍性大腸炎は、肉類に偏った食生活が原因の生活習慣病と考えられるのです。

腸がこれらの肉を喜ばない理由

日本人の胃腸は、肉食には向いていない――そんな説を耳にしたことがあるでしょうか。

それによれば、古来、穀物を主に摂取してきた日本人の腸のメカニズムや、酵素の違いなどが関連しているというものです。

しかし、どうやら肉は、日本人だけでなく、欧米人の腸にとっても喜ばしい食べ物ではないようなのです。

ショッキングな研究結果があります。それは、赤身肉（牛肉、豚肉が対象。鶏肉は除く）は大腸がんのリスクを確実に上げるとされ、大腸がんの最大の危険因子のひとつだというのです。

この調査報告『食物・栄養とがんの予防』は、1997年にアメリカがん研究財団（AICR）が、世界がん研究財団（WCRF）の協力を得てまとめたものです。食事とがんの関係に関する、科学的にも最も信頼できる内容です。一部改訂された2007年の最新版に報告されていたのが、冒頭の肉と大腸がんの発症リスクとの関係です。

さらに日本国内でも同様の報告があります。国立がん研究センターが約10年間で約8万人を対象にした追跡調査の結果を2011年11月に公表したのですが、肉を食べる多くの日本人は大腸がんになるリスクが高いことを明らかにしたのです。

それによれば、男性は肉類全体の摂取量が最も多いグループ（1日あたり約100g以上）の大腸がんの発症リスクが、最も少ないグループ（同約35g未満）の1・44倍。女性でも赤身肉（牛と豚肉）の摂取量が最大のグループ（同約80g以上）が、最小のグループ（同約25g未満）の約1・48倍にもなるというのです。この調査によって、冒頭のアメリカがん研究財団と世界がん研究財団による報告内容が、日本においても裏付けられたのです。

では、なぜ赤身の肉が危険なのでしょうか。これまでは脂身は控えるべきといわれてきましたが、赤身はそれほど危険視されてこなかったような気がします。

その理由としていわれているのは、次のようなものです。

①肉を食べると、脂質を多く摂取することになる。これが、コレステロールや飽和脂肪酸などの摂取量の増大につながる。

②肉を焼くと焦げることもある。しっかり火が通された肉を好む人のほうが、大腸がんになりやすいという指摘がある。

③赤身肉はほかの部位に比べて鉄分が多い。適量の鉄分は体に必要だが、脂質が一緒の場合は話は別。脂質と鉄分の組み合わせは、がんの発症のきっかけとなる活性酸素を作りだすフェトン反応（鉄の反応）をしやすくなる。

ここで注目すべきは、3番目の理由です。

赤身肉が問題とされているのは、そこに含まれる鉄分と脂質です。赤身肉を食べ、その鉄分が腸管内を通過するときに、過酸化脂質との反応、つまりフェトン反応がより高率で起こり、活性酸素が発生しやすくなるのです。

人体内の鉄分の多くは、通常はヘム鉄として血液中に存在しています。酸素を細胞に運ぶ赤血球のヘモグロビンは、ヘム鉄とたんぱく質が合体したもの。鉄分はこのように人間の体には欠かせない成分です。しかし、過剰な摂取は、活性酸素による発がんをうながす鉄イオンによるフェトン反応につながってしまうのです。

結論としては、赤身肉の摂取量はできるだけ抑えるべきだという意見もありますが、私は1週間に1〜2回程度、少しだけ食べるぐらいならあまり問題はないと考えています。

ちなみに、アメリカでは1日の摂取量を80g以下にするようにすすめられていますが、アメリカ人の主食は肉であるといっても過言ではないので、魚や豆類などからたんぱく質を摂っている日本人は、もっと少ない基準で

(表8) 鉄分を多く含む肉

食品	100g中の鉄分量(mg)
豚レバー	13.0
鶏レバー	9.0
牛レバー	4.0
牛(もも・肩肉)	2.7
鶏(もも肉)	2.1

いいかもしれません。

鉄分は赤身肉のほかにも、たとえばレバーやアサリ、ハマグリなどの貝類にも多く含まれています。赤身肉以外でも、肉や魚で赤みが強いほど一般に鉄分が多いと考えてよいでしょう。

一方、野菜に含まれている鉄分は、問題ありません。肉や魚、レバーなどの動物性食品に含まれるヘム鉄は、体内への吸収率が20～30％であるのに対して、野菜や大豆食品などの植物性食品に含まれる鉄分は、非ヘム鉄であり、しかも吸収率は5％程度にすぎません。

つまり、鉄分を多く含む野菜を食べても、鉄分による活性酸素が発生する心配はないといえるのです。

「免疫ストレス」を取り去る食べ方

1．β‐グルカンを豊富に含む大麦やキノコ類を摂るようにする。
2．刺身などの生魚や生卵に含まれるグルタミンを意識して摂る。
3．グルタミン酸が豊富に含まれた、出汁の利いた料理を食べるようにする。
4．ひじきや大豆製品、魚介類など、マグネシウムが含まれた食品を摂る。

腸ストレス全般から腸と体を守る

EXVオリーブオイルは、万能の腸ストレス解消食

これまで腸ストレスを取り除く食品として、何度となくオリーブオイルを紹介してきました。抗酸化作用、抗炎症作用にすぐれ、保温効果もあるオリーブオイルは、ストレスフルな現代日本人の腸には欠かせない食材だといえます。

そこでここでは、オリーブオイルのさらなる健康効果について、最新の情報を紹介していきたいと思います。

そもそもオリーブオイルは、ヨーロッパでは便秘解消の秘薬として、古くから親しまれてきました。イタリアなどでは、子供の便秘予防にティースプーン1杯のオリーブオイルを飲ませるといいます。その有効性については、紀元前の時代にすでに知られていたそうです。

では、なぜオリーブオイルは便秘解消に有効なのでしょうか。

アメリカの科学者マイケル・フィールドはオリーブオイルについて次のような実験を行いました。動物の空腸（小腸の一部）にオリーブオイルに多く含まれるオレイン酸と、これまた便秘対策に昔からその有効性が認められてきたヒマシ油の主成分であるリシノール酸を流して、小腸にとって、どのようにはたらくのかを比較したのです。

その結果、それぞれを流して30分後にその値を比較すると、オレイン酸のほうがリシノール酸に比べて小腸に吸収されにくいという結果が得られました。

つまり、オレイン酸を含むオリーブオイルは、短時間では小腸で吸収されにくいということ。その結果、オリーブオイルは、小腸であまり吸収されずに小腸内に残り、小腸を刺激し、また食物残渣に混ざることで腸内のすべりがよくなることが判明したのです。

私も、オリーブオイルの効果を知るために、さまざまな検討をしてきました。たとえば、下剤を常用していた慢性便秘症の患者さん64人に、オリーブオイル30 ccを毎朝摂取してもらいました。すると、そのうち63例で下剤からの離脱、あるいは下剤の減量ができたのです。とくに、便が硬かった患者さんにおいては、普通の軟らかさまで改善できました。

以上の結果からも、便秘には、オリーブオイルによる食事療法は有用であることが確認でき、臨床の現場でも積極的に取り入れるようにしました。

腹部膨満感など停滞腸の症状を抱える患者さんの場合、ティースプーン2杯程度のオリーブオイルでも有用であることがわかりました。

とくに、センナや大黄、アロエなどのアントラキノン系の強力な下剤を連用していると、大腸メラノーシス（大腸黒皮症＝大腸の粘膜下に黒いシミのようなものができる）の症状が表れ、腸管運動を停滞させ、排便困難をさらに悪化させる結果を招いてしまうことがあります。

しかも、アントラキノン系の下剤に頼り切ってしまうと、連用することによって効果がだんだん弱くなり、下剤の服用量がしだいに増加してしまうケースも。このような場合、大腸粘膜下に黒いシミができるばかりでなく、腸神経系にも障害をもたらすことがわかっています。

そんな慢性便秘症の患者さんに、オリーブオイルを摂取してもらうと、症状が改善し、下剤の服用量の減量が可能になることもあるのです。

ピロリ菌退治にも効果あり?

オリーブオイルを日常生活で効果的に取り入れるよい方法は、調理に使用する油を、EXVオリーブオイルに替えることです。こうすることによって、動物性脂肪の摂りすぎによる病気を未然に防ぐだけでなく、EXVオリーブオイルの恩恵にもあずかることができるのですから、一石二鳥の方法といえるでしょう。

オリーブオイルの効能について、最近わかったことのひとつが、胃潰瘍や胃がんとの関連が指摘されるピロリ菌撃退効果です。

ピロリ菌は、正しくはヘリコバクターピロリ菌といい、オーストラリアのマーシャル博士が胃潰瘍や胃がんとの関連を証明したことで一般にも話題になりました。

ピロリ菌の保持者の胃がんの発症頻度は、そうでない人と比べると、5~10倍にもなるといわれており、また世界保健機関(WHO)は1994年に胃がんの発症因子であると指摘しているほどです。ちなみに、ピロリ菌は抗生物質によって除菌できますが、現在、健康保険で認められている除菌は胃潰瘍と胃がんなどについてのみです。

実はEXVオリーブオイルには、このピロリ菌の増加を抑える作用があることがわかってきました。これは試験管内での実験ではありますが、スペインの科学者C・ロメロらによって報告されています。

人工の胃酸や胃液を使用して、人間の胃と同じ条件にした試験管内に、EXVオリーブオイルに含まれるポリフェノールを入れ、さらに胃と同じ状態に近づけたうえで、ピロリ菌を加えたところ、ポリフェノールがピロリ菌の増加を抑える効果が確認されたのです。

近年ではほかにも、動物性脂肪をEXVオリーブオイルに替えると、胃潰瘍の患者さんの潰瘍が小さくなったという報告など、オリーブオイルの知られざる効用が次々と明らかにされています。今後のさらなる研究が望まれます。

オリーブオイルは認知症にも有効⁉

さらに最近では、認知症への効果も注目されています。

認知症の問題は、超高齢社会を迎える日本社会においては、今後ますます深刻なものになるはずです。なかでも、高齢になるにしたがって発症しやすくなるのが、アルツハイマー型認知症です。このタイプの認知症に対して、ＥＸＶオリーブオイルを多く摂取する地中海型食生活が有効であると報告されました。

２００６年に『The Annals Of Neurology Study』誌に公表された、米国のコロンビア大学メディカルセンターのニコラス・スカミス氏らの研究内容は、ニューヨークに住む２２５８人の健康な高齢者を4年間にわたり経過観察したものです。その全員が精神医学的なテストを受け、18カ月ごとに脳の認知機能が観察されました。

その結果、対象者のうち10％以上の２６２人がアルツハイマー型認知症と診断されました。さらに食事内容が地中海型食生活に近いほど、その発症リスクが低下することがわかりました。

地中海型食生活は、ＥＸＶオリーブオイルを多く摂取し、パンやパスタなどの穀類や、豆類、果物と野菜類、魚介類を多く摂るのが特徴です。さらに、ワインを少々飲みますが、乳製品と肉類はあまり食べません。

上記実験の対象者の食事は0から9までの「地中海型食生活スコア」で評価されました。その結果、そのスコアが1つ増えるごとに、アルツハイマー型認知症のリスクがほぼ10％程度低下することもわかりました。

さらに、同スコアの評価によって、3つのグループに分けて、最もスコアが低いグループの人と比べて、中間のグループは15〜20%程度そのリスクが低下し、最もスコアが高いグループでは約40%もリスクが低下したというのです。

アルツハイマー型認知症を予防するための食生活において、最も重要なポイントは、アルツハイマー型認知症に見られる脳神経の変性（老人斑）の引き金となる活性酸素のはたらきを抑制すること。つまり、抗酸化作用のある食べ物を多く摂ること。たとえばビタミンEやビタミンC、β-カロテンなどです。

それらは、EXVオリーブオイルや野菜、果実を豊富に摂ることで実現できます。さらに、脳に良いとされるEPAやDHAは、青魚などに多く含まれています。また、神経機能を高めるビタミンB_2はカキなどの魚介類と肉類に豊富に含まれています。これらは地中海型食生活では馴染みのある食材ばかりです。

ちなみに、この実験はフランスにおいても追試され、そこでも地中海型食生活を続けている人は、認知機能の低下がゆるやかだったと報告されています。

腸に本当にいいオリーブオイルの選び方

では、そんなオリーブオイルの選び方についてお教えしましょう。

これまでこの本では、エキストラバージンオリーブオイル（ＥＸＶオリーブオイル）をすすめてきましたが、「オリーブオイルなら、ＥＸＶオリーブオイルではなくても何だっていいだろう」と考える人がいるかもしれません。

しかし、それは間違いです。一番搾りで作られたＥＸＶオリーブオイルと、精製されたオリーブオイルとでは、その成分には差が出てきます。たとえば、オレオカンタールという抗炎症作用と抗酸化作用があるファイトケミカルは、一番搾りで作られるＥＸＶオリーブオイルにだけ含まれているのです。

オリーブオイルは、バージンオリーブオイルと精製オリーブオイルの２つに大別されます。前者はオリーブの実から機械的に、あるいはほかの物理的な方法でのみ採取したものと定義されます。

その採取時にオイルの組成、さらには味や香りに変化を与えるような熱処理などの条件が加えられると「バージンオリーブオイル」と呼ぶことはできないとされています。

つまり、オリーブの実からオリーブオイルを採る4つの過程（破砕《はさい》、攪拌《かくはん》、液体と固体の分離、オイルと水分の分離）以外の処理を加えられていないもののみが「バージンオリーブオイル」とされるのです。

さらに、このバージンオリーブオイルは、味や香り、および酸度の細かな違いによって以下の4つに分けられます。

①**エキストラバージンオリーブオイル（EXVオリーブオイル）**：味にも香りにもまったく欠点が認められず、しかも香りがフルーティなもの。酸度はオレイン酸換算で1％以下。

②**バージンオリーブオイル**：味、香りともに欠点がなく、しかもフルーティなオリーブオイル。酸度はオレイン酸換算で2％以下。

③**オーディナリーバージンオリーブオイル**：味は良好で香りも悪くないが、酸度は3・3％以下。

④**ランパンテバージンオリーブオイル**：酸度が3・3％以上のオイル。

一口にオリーブオイルといっても、これだけの種類があるのです。腸の健康を考えるなら、EXVオリーブオイルを選びたいもの。

ちなみに、厚生労働省が出している指針として、1日に必要なエネルギーの20～25%を脂質から摂るのがよいとされています。これは1日2000kcalとして、およそ50g。食材に含まれている脂肪分も考え合わせると、油として摂取するのは30g（約30cc＝大さじ2杯、ティースプーンだと、大きさにもよるが5～6杯）以内に抑えておくのがいいでしょう。

4章

「温めて、動かす」毎日のちょっとした生活習慣

腸がスッキリしたら、体の不調がウソのように消えた！

腸ストレスを取り去る生活習慣

「何を食べるか」だけでなく「どう食べるか」も重要

前章では、腸ストレスを取り除く食べ物について紹介してきました。本章では、生活習慣全般について紹介していきます。

これまで腸内環境と体全体の健康、そして食生活に密接な関係があることを述べてきました。

そのためには「何を食べるか」も大切なことですが、それ以上に、実は「どう食べるか」も重要です。

繰り返しになりますが、1日3食をしっかり食べることが腸の健康には欠かせません。とくに朝はしっかり食べたいところです。これも前述した通り、ぜん動運動が最も活発に起こる時間帯である朝に食事を抜いてしまうと、腸は正常にはたらいてくれません。

また、朝食を抜いてしまうと、前日の夕食から昼食までに間があいてしまうため、体はよりエネルギーを蓄えようとしてしまい、太りやすい体になってしまいます。

では、昼食なら抜いてもかまわないのかというと、これも腸の健康を考えればそうとはいえません。昼休みは、実は脳をクールダウンさせる重要な役割を担っているのです。

午前中に仕事をして、脳を興奮した状態のままにしてクールダウンさせないと、交感神経の緊張が午後まで持続することになります。すると血圧や心拍数が上昇したままになり、胃腸のはたらきが低下してしまうからです。

夕食は就寝3時間前までにすませることがベストです。夜遅くの食事は胃腸に負担をかけるうえ、夜には体が脂肪を蓄えようとするモードになるため、太りやすくなるからです。

3食を摂ることとともに、よく噛んで食べることも重要です。食事中によく噛むと、エネルギーの代謝が高まり、体温が上昇します。この反応が最も大きいのが朝なのです。ですから、朝はとくに、しっかりよく噛んで食べるようにしたいもの。

食事をよく噛んで食べることは、ダイエット面から見ても重要です。脳内に送られる糖分によって満腹中枢が満たされ、必要以上に食べることを抑えてくれるのですが、よく噛まずに早食いをしてしまうと、どうしても満腹中枢が刺激されず、食べすぎてしまうことになるのです。

料理はよく味わうだけでなく、「一口ごとに箸を置く」「小さなスプーンを使う」「お茶などを飲みながら食べる」などの工夫をして、できれば20～30分程度をかけて、ゆっくり食べるよう心がけましょう。

腸の排ガス力を高める半身浴

腸の健康のためには、入浴は湯船にしっかりつかることが大事です。

その際におすすめなのが半身浴。半身浴は、体が温まるだけでなく、心身のストレスを取り除き、腸への血流もよくなりますし、免疫力を高めることもできる入浴法です。

とくに寒い冬には、熱いお湯に肩までつかって温まりたいという人が多いでしょうし、夏の暑い季節には湯船につからずシャワーだけですませてしまいたい人も少なくないはずです。しかし、これでは入浴による効果が期待できません。

便秘やお腹の張りは、副交感神経がうまくはたらかずに交感神経が優位になっているときに起こるため、血流をよくして自律神経のバランスを整えることは、腸を温めて、動かすには大変有効なのです。

入浴のポイントは、ぬるま湯に、じっくりと、半身浴で温まること。

ここでいうぬるま湯とは、副交感神経のほどよい刺激となる、体温より2〜4度高めの38〜41度くらいのお湯のことです。

熱いお湯が好みの人もいるかもしれませんが、熱いとすぐにのぼせてしまい、かえって体の芯まで温まることができません。そのうえ、体温との差が大きいため、交感神経が刺激され血圧や心拍数が急激に上がりかねないので注意が必要です。

ぬるま湯につかる時間は、20〜30分ほど。汗が出るまでじっくりと湯船につかるのが理想です。寒い冬などは、ときどき湯船に深くつかったり、浴用タオルをかけて冷やさないようにするといいでしょう。

なぜ半身浴がいいのかというと、心肺機能に負担がかからないためです。半身浴をすると水圧が足の静脈をポンプのように押して血液を心臓に戻してくれますが、全身浴の場合は水圧で皮膚や内臓、筋肉の血液がいっせいに心臓に戻るので、心臓が拡大して肺の容量が減り、心肺機能に負担をかけることになってしまいます。

入浴などによって急激に体が温められると、血液が皮膚に集まるために胃のはたらきが悪くなり、消化不良を起こすこともあります。とくに42度以上の熱い湯では胃液の分泌が減るので、入浴は食後1時間以上たってからが理想です。

体も腸も温める質のいい睡眠法

睡眠時無呼吸症候群が話題になって以来、睡眠が健康に及ぼす重要性がクローズアップされるようになりました。枕など寝具にこだわる人が増えたり、良質の睡眠についての意識が高まりつつあります。

睡眠中は、体内でさまざまなホルモンが分泌され、体のメンテナンスのためにはたらいてくれます。その代表といえるのが、深い眠りであるノンレム睡眠中に分泌される成長ホルモンです。

このホルモンは、壊れたり古くなったりした細胞を修復・再生してくれるものです。アルコールの代謝・分解に使われた肝臓の細胞を再生するなど、新陳代謝を活性化してくれます。

健康な体作りには、良質の睡眠が欠かせないことくらいわかってはいるものの、なかなか十分な睡眠時間を確保できないのが忙しい現代人のつらいところです。仕事や家事、育児などで寝るのはいつも深夜、という人も少なくないはずです。

不眠が続けば、その日のうちに解消すべき疲れが蓄積されることによって、腸の活動が停滞してしまうことになります。なるべく良質な睡眠をとれるよう対策したいもの。そこで、できるだけ良質の睡眠をとるためのポイントを紹介します。

まずは、体温のコントロールです。コントロールといっても、それほど難しくはありません。

人間は日中活動している間は体温が高く、夜になり体温が下がると眠くなるようにできています。この体温低下の幅が大きいほど眠気が強くなり、寝つきがよくなって、スーッと深く寝入ることができるとされています。

そのため、眠りにつく前に体温を上げておくと、脳は体温を下げようと指令を出すため、深い睡眠に入りやすくなります。

体温を下げるためには体中の血液を冷やす必要がありますが、この役割は手足が担っています。手足の表面に熱い血液が流れてきて、汗をかくことにより、気化熱で血液を冷やし、体温を下げるのです。

ちなみに冷え症の人は体温が高くても手足が冷たく、手足からの放熱ができないため体温を下げにくいのです。そこで夏でも手袋や靴下をはいて、手足の循環をよくして、放熱を促すと体温が下がりやすくなります。

夕食は3章で紹介したような体を芯から温めてくれるものがいいでしょう。適度な運動も体を温めることに役立ちます。ウォーキングやヨガ、ストレッチなど、あまり体に負荷をかけない程度の運動がよいでしょう。交感神経を刺激するような激しい運動は控えてください。

入浴は就寝1時間前に、前述のように38～41度のぬるめのお湯にじっくりつかって体温を上げます。入浴は体温を上げるだけでなく、リラックスすることにより副交感神経を優位にして、体を休息モードに切り替えてくれます。就寝の1時間前には、テレビやパソコンを見ないようにすることも大切です。テレビやパソコンの光が交感神経を刺激するために寝つきが悪くなってしまいます。

風呂上がりにはビールなどの冷たいものを飲みたくなる人も多いでしょう。しかし、せっかく上げた体温を下げてしまうことになるので、ぐっと我慢しましょう。何か飲みたければ、寝つきをよくしてくれるホットミルクやホット豆乳などがおすすめです。

冷え症の女性などは、それでも足が冷たくて眠れないという人もいます。そんな人は、湯たんぽなどで足元を温めておくのもいいですし、足枕などをして足を高くして寝るといいでしょう。下半身に血液がたまっているので、足をやや高くすることでむくみが取れ、血液の循環がよくなって、体温低下を防ぎやすくなります。

ちなみにアメリカでの調査によれば、睡眠時間は7時間くらい寝ている人の6年後の生存率が最も高かったというデータがあります。それも午前0時から6時という、ホルモン分泌が盛んな時間帯を中心に睡眠をとると効果的なようです。

この正しい姿勢が腸の負担を軽減する

オフィスでのデスクワークでは、パソコン画面を注視するあまり、ついつい前屈みになっていたり、無意識のうちに足を組んでしまっている人もいるでしょう。また、自宅でも片手で頭を固定しながら横になってテレビを見たりしているのではないでしょうか。

こうした悪い姿勢が体のクセになって血行不良の原因になってしまうこともあるので注意が必要です。血行不良は体にさまざまな悪影響を及ぼします。

とくに問題なのが猫背。猫背になると体が前屈みになります。そうするとお腹が圧迫されますから、腸などに負担がかかり、機能が鈍ってしまいます。

姿勢の悪さというのは、なかなか気がつきにくいものです。自分は姿勢がいいほうだと思っていても、加齢や体調不良により、お腹をかばうようにして、だんだんと背中が曲がってきているかもしれません。

悪い姿勢によってお腹を圧迫すると、腸だけでなく、胃の負担にもなりますから、食欲不振や胸やけ、さらには便秘にもつながりかねません。

悪い姿勢だけでなく、オフィスワークなど長い時間座りっぱなしなど、あまり体を動かさない場合も同様に、腸のはたらきを鈍らせてしまいます。

そこで気をつけたいのが、ふだんの姿勢です。正しい姿勢には5つのポイントがあるといわれています。

立ったときに、自分の姿勢がくるぶし、膝の中央、骨盤の出っ張り、肩の出っ張り、耳の中央の5つのポイントが一直線に並んでいるかどうかを確認しましょう。真っすぐに並んでいない場合は姿勢が悪いということです。

その対処法は、デスクワークをしているときなら、椅子に深く腰をかけ、背もたれにきちんと背中をつけることです。パソコンのモニターは見上げるのではなく、やや見下ろすような姿勢をとりましょう。当然、足を組むのもやめてください。

そうしたうえで、前のめりにならないよう、頭の頂点を真上から何かに引っ張られているイメージをしてみてください。

歩いているときも同様に、ピンと背筋を伸ばすようにしてみましょう。姿勢を正すだけでも、腸の調子がよくなっていくものです。

腸に負担をかけない正しい姿勢

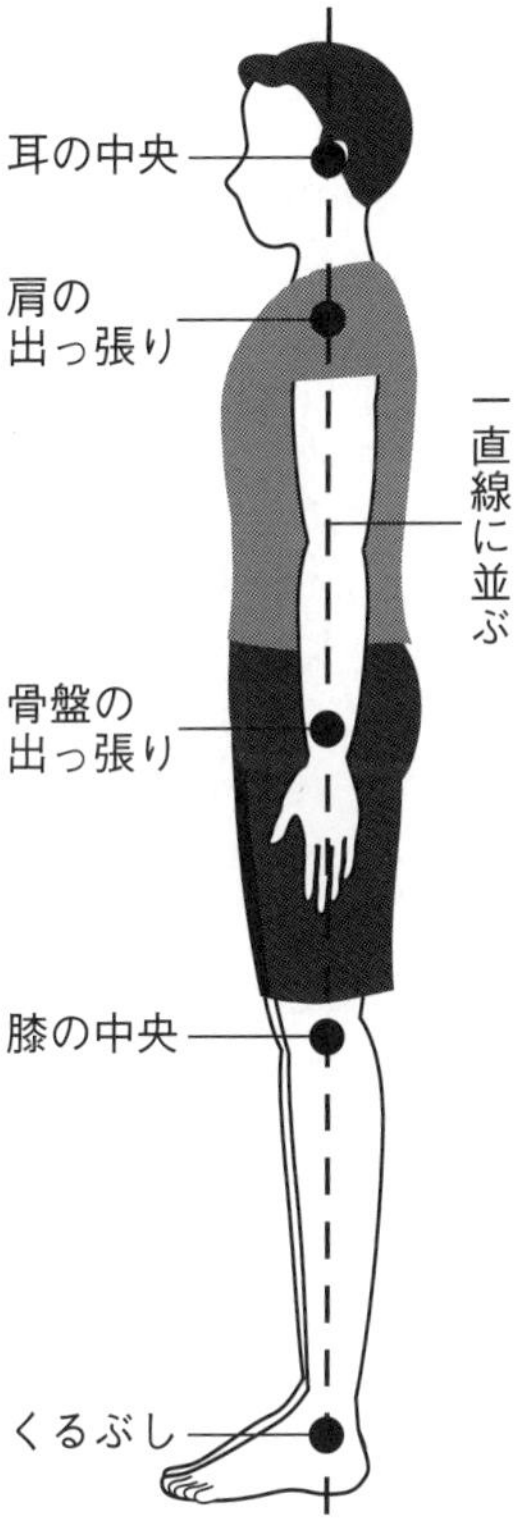

寝覚めの習慣が腸を正常にはたらかせる

朝起きたら喉がカラカラに渇いていたという経験はありませんか。私たちは寝ている間に、コップ1杯程度（約200〜300ml）の汗をかいているといいます。そのため、喉が渇いているだけでなく、体内の水分量そのものも減ってしまっています。

このとき体はいわばひからびた状態にあります。そうすると、血液中の水分も減っているので、粘り気を増し、ドロドロになってきます。このドロドロが、血栓を作り、動脈硬化の原因となってしまいます。この動脈硬化が原因で起こる脳卒中や心筋梗塞などの病気が、起きてから数時間以内に発生する確率が高いのはそのためです。

寝覚めのコップ1杯の水は、血液の流れをスムーズにするためにも重要なのです。

もちろん、この1杯の水は腸のはたらきを活性化するためにも欠かせません。空っぽの状態の胃に水が入ると、それが刺激となって大腸にぜん動運動をするように信号が送られます。つまり、便意を催しやすくなるわけです。

さらに体内の水分バランスを調節するため、腸内の老廃物にも適量の水分が行きわたり、よりスムーズなお通じにつながるのです。また、尿や汗の量が増えるので、全身の解毒を促進する効果も期待できます。

こうしたはたらきをより効果的に促進するためには、1日にトータルで約1・5〜2ℓの水分を摂るようにしてください。やや多いと感じるかもしれません。しかし、これが腸のためには必要な量なのです。

水として毎日1・5ℓ以上を飲む必要はありません。私たちは、ふだんの食事からも水分を補給していますので、たとえばスープなどで水分を多めに摂取した場合などは、飲む水の量を調節してもよいでしょう。飲み方は腸の負担にならないように、少しずつ味わうようにゆっくりと飲むこと。より体に浸透しやすくなります。また、急に冷たい水を飲まないことです。

水分補給は朝だけでなく、日中気がついたときに飲んでもいいですし、とくに就寝前の適度な水分補給も大切です。

できれば水はミネラルウォーター、それもマグネシウムやカリウムを多く含むナチュラルミネラルウォーターがよいでしょう。

腸ストレスを取り去る運動

腸によく効くウォーキング

体を温めて、腸を動かす最適な運動は、有酸素運動である「ウォーキング」です。歩くことで腸は動きだすからです。

ウォーキングのポイントは、①歩幅をやや広くして、②腕を大きく振り、③少し呼吸が速くなる程度の速度で30分ほど歩く、ことです。

これなら有酸素運動にもなりますし、運動による刺激で新陳代謝も活発になり、腸もよくはたらくようになるでしょう。

加齢や運動不足など、排便に必要な腹筋や背筋などの筋力の衰えも便秘の大きな要因です。ウォーキングは、これらの筋力の維持や増強にも非常に有効です。

腹筋や背筋だけでなく、下半身の筋力の衰えも、腸の冷えや血行不良につながってきます。下半身には、全身の筋肉の70％以上が集中しています。下半身の筋肉を鍛えることで、代謝が高まり、血液循環もよくなることで、冷えと血行不良を改善することができます。その意味でも、ウォーキングは最適です。

なぜランニングではなく、ウォーキングなのでしょうか。

それは、あまりに過度なトレーニングはかえって筋肉に疲労がたまり、体に負担がかかって逆効果になってしまうからです。しかも、疲労がたまったまま運動をしてしまうと正しい姿勢が保てず、腰や膝などを痛めやすくなってしまいます。

ウォーキングをすれば、すぐに体がポカポカと温まってくるのを実感できるはずです。地面を蹴って前に進むことで、「第2の心臓」といわれる、ふくらはぎの筋肉の力で血液を全身に力強く送り返してくれます。下半身にとどまっていた血液も脚の筋肉が伸縮することで、どんどん心臓に戻り始めます。

それによって、腸の改善だけでなく、血液循環の不良から起こる肩こりや手足のしびれなどの解消も期待できます。

腸をゆるめて動かすストレッチ

2章でも述べたように、腸はストレスに弱い器官です。長く緊張を強いられると、交感神経優位の状態が長く続いてしまい、腸のはたらきが停滞し、お腹がゆるくなったり、反対に便秘になりやすくなります。

緊張してストレスを感じたときや、お腹の調子が悪いなと感じたら、一日の終わりにゆっくり時間をかけてストレッチをして、緊張をといてあげるとよいでしょう。

ここでは腸をリラックスさせるストレッチを紹介します。

横たわった姿勢で、腰のカーブを床から浮かせないようにつけたまま、両膝を手で胸のほうに引き寄せ、お尻の筋肉が伸びるのを感じます。あごを軽く引き、深くゆったりとした呼吸をしましょう（１４９ページのイラスト参照）。５回を目安に深呼吸をしたあと、手足を伸ばしてリラックスした姿勢に戻ります。

さらに、腹式呼吸を組み合わせることで腸をやさしくマッサージしていきましょう。

現代人には、胸の上部のみを使った浅い呼吸の人が多いといわれています。

体の緊張をほぐし、リラックスするためには、まるで赤ちゃんがお昼寝をしているときのような、ゆったりした腹式呼吸がおすすめです。

まずは、ブドウの房のような形状をした肺胞《はいほう》一つひとつに空気を入れるイメージで鼻から深く空気を吸い込みます。このとき胸腔《きょうくう》と腹腔《ふくくう》を分けている横隔膜（腹部を横に走る深層筋）が下に押し出され、お腹がふくらむようにします。息を吐くときには横隔膜を背骨に引き寄せるようにお腹を薄くしていきます。これが腹式呼吸です。呼吸をするたびに腹圧がかかり、内臓がマッサージされていくような心地よさを感じられると思います（150ページのイラスト参照）。

一日の終わりに、その日のストレスを解放するようなイメージでゆったりと腹式呼吸をしてみましょう。3分も続けると、自律神経のバランスが整い、腸もリラックス状態を取り戻してくれるはずです。

腸をゆるめるストレッチ

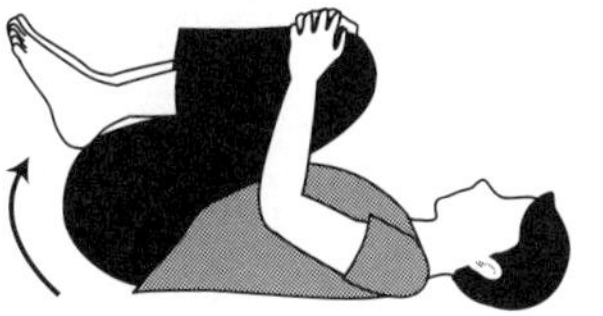

① 腰を床から浮かせないようにしながら、両膝を胸のほうに引き寄せる

② お尻の筋肉が伸びるのを感じる

③ 深くゆったりとした呼吸を5回程度行う

腸にいい腹式呼吸

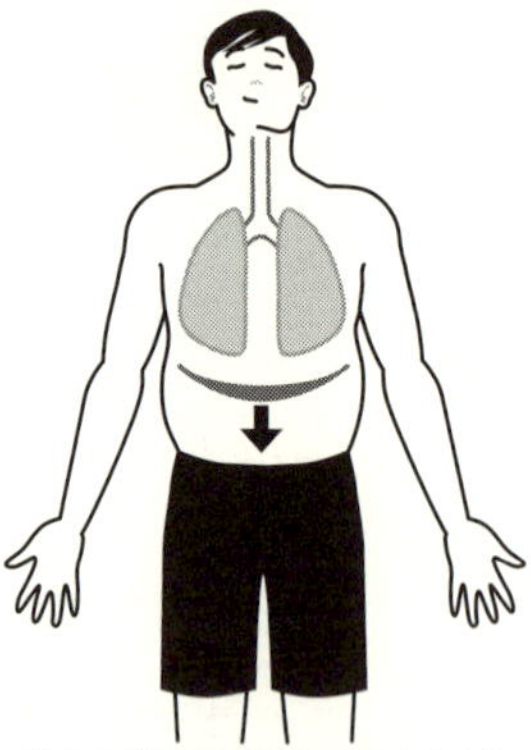

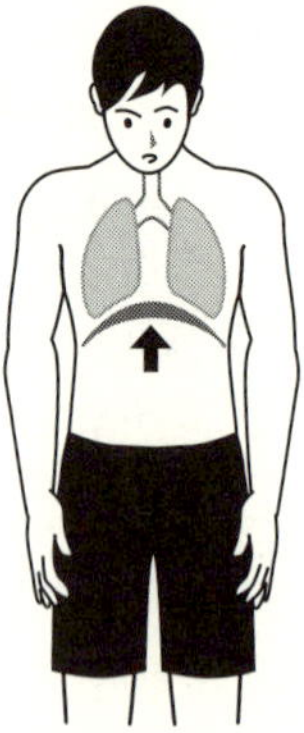

① 鼻から深く息を吸い込みながら、横隔膜を下げ、お腹をふくらませていく

② 横隔膜を背骨に引き寄せるようにしながら口からゆっくり息を吐いていく

このエクササイズでストレスに強い腸になる

お腹の引き締め効果が期待できる〝ドローイン〟が話題になっています。運動する時間がない人でも、歩いているときや座っているとき、いつでもどこでも簡単にできてしまうとあって人気のようです。

お腹をへこませるという意味のドローイン（drow-in）は、取り入れ方しだいでより多くのエネルギーを消費して内臓脂肪を減らし、筋力をアップするばかりか、腸の専門医から見ても、胃腸の健康にとっても大きな貢献をしてくれるエクササイズです。

腸力を高めるドローイン

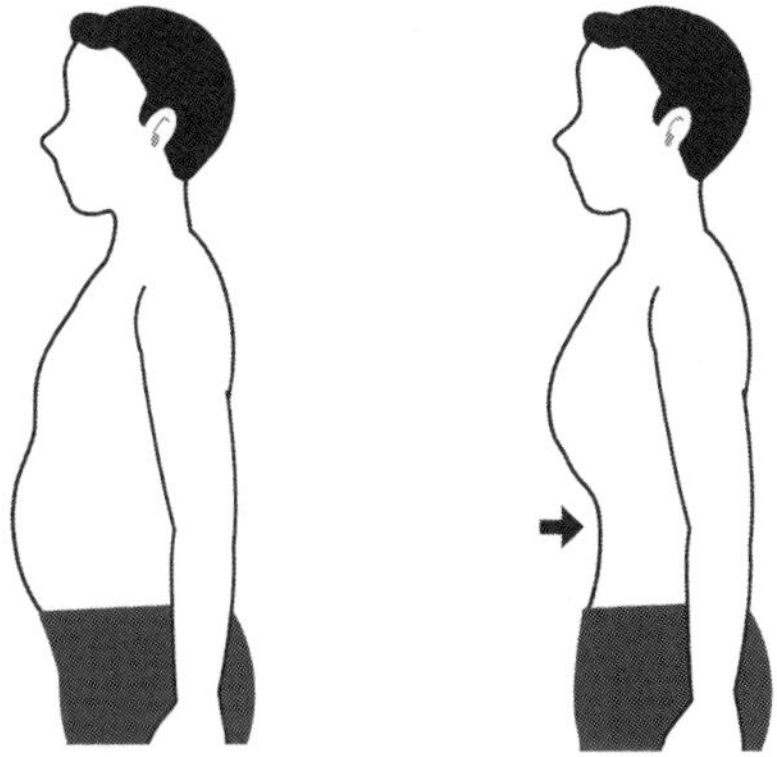

背筋をしっかり伸ばしてお腹全体を大きくへこませる。
息を止めずに30秒間キープ

お腹のシェイプアップのためのドローインは、背筋をしっかり伸ばした状態で、より大きくお腹をへこませるのが基本です。お腹を大きくへこませると、お腹の前面の筋肉だけでなく、側面や背中側の筋肉も使われます。さらにお腹まわりの腹筋群や、背中側の脊柱起立筋や広背筋など、体幹を支えるさまざまな筋肉にはたらきかけ、筋力アップとエネルギー消費を促進します。

ドローインによって、体幹部を鍛えることで、お腹の引き締めだけでなく、体幹筋（上半身と下半身をつなぐ体の中央に位置する筋肉群）による内圧で内臓が正しい位置に収まります。

さらに適度の刺激を受けるため、続けてい

くうちに胃腸の調子がよくなり、便秘や腰痛が解消したり、肩こりや冷え症が改善される、疲れにくくなるなど、さまざまな効果が期待できます。

ドローインの具体的なやり方を説明します。

まず、背筋をしっかりと伸ばして、お腹全体をより大きくへこませます。約30秒間この状態をキープするだけです。ポイントは次の3つ。

①肩を上げたり、背中を丸めたりしない。
②腰に疲れを感じやすい人は、お尻の穴を締める。
③呼吸を止めない。

いつでもどこでもできる方法ですが、だからこそ、ついついさぼりがちです。したがって、たとえば通勤電車のなかとか、歯磨きしているときなど、このドローインを実行するタイミングを決めておいて習慣化するとよいでしょう。

腸をリラックスさせる習慣

腸の緊張を解くにはスローテンポの音楽がいい

ストレスは、何も心理的なものばかりではありません。たとえば気温の寒暖の差なども、私たちの体はストレスとして感じており、当然ながらこうしたストレスも腸には大きな影響を与えています。

私たちが日常生活を送るうえで、ストレスを避けて通ることはできません。いかにしてストレスを受けずにすむかを考えるよりも、むしろたまったストレスを上手に解消し、リラックスした状態を保つこと、そして、そのために自分に合った方法を探すことのほうが重要なのです。

比較的手軽にできる音楽療法は、そのひとつといえるでしょう。

音楽はさまざまな力を秘めています。たとえば、音楽を聴いているときの脳波には、心が落ち着いてリラックスしているときに出るアルファ波が出ていることがわかっていますし、心地よいと感じる音楽は、免疫力をアップし、代謝を活発にするという臨床報告もあります。

では、何を聴くといいのでしょうか。

音楽療法には諸説あり、「ただ好きな音楽を聴く」だけでも効果があるとされていますが、腸をリラックスさせるためには、副交感神経優位にしてくれるような音楽がいいでしょう。

私がおすすめしたいのは、適度なビートがあり、かつスローテンポで、親しみやすいメロディーを持つ音楽です。たとえば、カフェのBGMとして流されるボサノヴァのようなタイプです。ちなみにスローテンポとは、私たちが本能的に心地よいと感じる1分間に60拍前後の、音楽用語でいうスローからミディアムテンポのこと。大人の脈拍が65~80くらいですから、脈拍よりも若干遅いテンポといったところでしょうか。

こうした条件を持つ、ゆったりとしたテンポの楽曲に合わせて、ゆっくり大きく深呼吸をしてみてください。そうすることで自然に心拍数が低下し、体は徐々にリラックスモードになっていくでしょう。

また、音楽は聴くだけでなく、歌うことも効果的な療法になります。コーラスやカラオケなどで大きな声を出して歌えば、呼吸機能を高め、血液の循環を促進させ、ストレスの発散にもなるでしょう。便秘の解消にも効果的ですので、過度の疲労やストレスなどによって交感神経が緊張を強いられたときには、ぜひ試してみてください。

アロマバスが腸を癒やしてくれる

副交感神経が優位になり、交感神経が鎮《しず》まることで、私たちはくつろいだ気分に浸ることができます。心地よい香りで嗅覚《きゅうかく》を刺激するアロマテラピーにも、同じようなリラックス効果が期待できます。

アロマテラピーとは、日本語で芳香療法といわれるように、さまざまなハーブの有効成分を抽出し、これをアロマオイル（香油）にして吸引したり、塗るなどして体の不調を改善する治療法です。日本では主に個人の楽しみとして普及していますが、本場ヨーロッパではニキビやアトピー性皮膚炎などの皮膚病のほか、不眠やパニック障害などといった病気の治療にも利用されています。

その起源は古く、医学の祖といわれるヒポクラテスも、ハーブを使った処方箋を残しているとされていますし、クレオパトラはお風呂にバラの花びらを浮かべていたといわれており、これもアロマテラピーの一種といえるでしょう。

アロマテラピーにはさまざまな楽しみ方がありますが、なかでも手軽にできて効果的なのがアロマバスです。

前述の通り入浴は体を温めて全身の筋肉をほぐすだけでなく、血流をよくしてくれるので、疲労感やストレスの解消に役立ちます。これにアロマオイルの薬効を加えたのがアロマバスです。

バスタブの湯にたらしたアロマオイルは肌から浸透して血液に入り、空気中に揮発した成分は呼吸器から脳や肺へ取り込まれていきます。ただし、まれにアロマを吸入しすぎて一時的に気分が悪くなってしまうことがあるので、気をつけましょう。換気にも注意してください。

本物のアロマオイルは天然の植物の有効成分を濃縮したものなので、原液を薄めて使うようにします。その際のベースオイルとしてオリーブオイルを使うことをおすすめします。

ちなみにベースオイルには、ほかにホホバオイルやローズヒップオイル、アーモンドオイルなどがあり、どれもビタミン類が多く含まれており、保湿や抗炎症作用、鎮痛作用があります。なかでもオリーブオイルは酸化や高温に強く、非常に安定したオイルとして評価されています。

では、次にアロマバスの方法です。①全身入浴と②半身浴、③足湯のそれぞれの実践方法と効果をご紹介します。

①**全身入浴**：消毒された清潔な器などにオリーブオイル大さじ1杯とお気に入りのアロマオイル3～4滴を混ぜます。全身入浴の場合は、これを42度くらいの少し熱めのお湯に入れ、出たり、入ったりを何度か繰り返します。これによって体の血行を促進し、発汗作用が促されるので、ダイエットやむくみ対策にも効果があります。

②**半身浴**：長くゆっくりつかれる38度くらいのぬるめのお湯に、オリーブオイルで希釈したアロマオイルを入れ、みぞおちの下までつかってじっくり温まります。ゆっくりとお湯につかることで腸もリラックスします。

③**足湯**：時間がないときや体が冷えてしまったときにおすすめしたい方法です。両足が入る大きめの洗面器に44～46度程度の熱めのお湯を張り、そこにオリーブオイルで希釈したアロマオイルを入れます。くるぶしの上あたりまで足を入れ、温まるまでつけておきま

す。くるぶし付近には冷えに効くツボがあり、足湯によって体がポカポカと温まってきます。足のむくみなどを改善する作用も期待できます。

腸をリラックスさせるマッサージ

これまで紹介してきたさまざまな方法を試しても、お腹の張りが解消されない人は、腸の横行結腸の部分があるべき場所よりも下に垂れ下がっている可能性があります。その垂れ下がった部分にガスがたまり、抜けにくくなっているためだと考えられます。

そんな状態に有効なのが、腸もみマッサージです。

大腸内視鏡検査は、カメラが大腸に入りやすいよう、腸のなかに空気を送り込んで行います。そのため、検査終了後には大腸内に空気が残ることがあります。このとき、空気を抜きやすくする処置はないものかと試しているうちに、左半身を上にしてやると、右半身にたまったガスが上昇して左半身に向かうので、滞留していたガスが流れやすくなることがわかりました。

腸もみマッサージは、それを日常生活に応用したものです。便秘がなかなか解消されないという方もぜひ試してみてください。毎日続けているうちに徐々に効果が表れてきます。

やり方は、以下の通りです。

①横になって左半身を上にし、リラックスします。
②おへそのまわりから、手のひらで時計回りに円を広げていくように、ゆっくりマッサージします。
③②を5分程度繰り返します。

このときの手は決して力を入れすぎないように、やさしくさするようにするのがコツです。刺激が強すぎると、腸をほぐすどころか逆に緊張させてしまいます。リラックスした状態でこそ、腸のぜん動運動をコントロールする副交感神経が活発にはたらいてくれるのです。

しだいに、ゆったりと深い呼吸になれば、腸も動きだし、たまっていたガスも自然に抜けていくでしょう。

どうしても下剤が手放せない人へ

便意そのものがなくなってしまうなど、排便する力がまったくない下剤依存症の傾向がある人に、これまで使っていた下剤を急にやめろというのは難しいでしょう。

私の場合は、まずは食材やソフトな薬をうまく組み合わせることで、腸のはたらきを甦らせ、強力な薬剤にたよらずに、自然な便意を復活させることを目指します。その際に私がよく使うのは、①酸化マグネシウム、②新レシカルボン坐剤、③漢方製剤である防風通《ぼうふうつう》聖散《しょうさん》の3種類です。

では、この3つの薬剤について簡単に説明しておきます。

①酸化マグネシウム

酸化マグネシウムは塩類下剤の一種で、腸内で水分を吸収して腸の内容物の容積を増やすことにより、排便を促す薬です。多量に摂取すると、便が軟らかくなったり、バラバラになったりして排出されやすくなります。酸化マグネシウムの主な成分であるマグネシウムはミネラルの一種であり、前述のようににがりや岩塩、ミネラルウォーターなどにも含有されているものです。

S状結腸に塊になった便が多く貯留してしまうとさらに硬くなり、腸管にフタをしてしまう形になります。そうすると、ガスが抜けにくく、お腹が張ってしまうことになるのです。酸化マグネシウムは軟便にすることで、お腹にたまったガスを排出させやすくしてくれます。

酸化マグネシウムは、長期に多く服用していると、腎臓に負担がかかることがありますが、年に2~3回程度、血流中のマグネシウム濃度を測定し、正常範囲内であることを確認していれば、安全に服用することができる薬剤です。

②新レシカルボン坐剤

新レシカルボン坐剤は、坐薬型の依存性の少ない便秘治療薬です。含有成分は、炭酸水素ナトリウムと無水リン酸二水素ナトリウムで、直腸に坐剤を入れるとカプセルが溶けて炭酸ガスが発生し、このガスの刺激によって排便を促してくれます。便意を促して直腸反射を改善するためには持ってこいの薬剤です。

③防風通聖散《ぼうふうつうしょうさん》

防風通聖散は、カエルの腹のように腹部膨満感を伴う便秘症に対して有効な漢方製剤です。滑石《かっせき》（含水珪酸《がんすいけいさん》アルミニウムという物質から構成される天然の鉱物）をはじめ、黄芩《おうごん》（シソ科コガネバナの根）、甘草（マメ科カンゾウの根）など18もの生薬によってできています。

この18の生薬の中には、強力なアントラキノン系下剤である大黄《だいおう》も入っているのですが、この薬剤のいいところは、大黄の含有量が非常に少ないにもかかわらず、排便効果は決して弱くないという点です。これは、防風通聖散に含まれる芒硝《ぼうしょう》（塩類下剤の一種で、天然の含水硫酸ナトリウム）や黄芩、山梔子《さんしし》（クチナシの果実を乾燥したもの）、生姜（ショウガ根茎）など、消化管に効果のある生薬が8種類も含まれているためです。

たとえば、塩類下剤の一種である芒硝には小腸刺激性効果がありますし、生姜は腸管内の輸送を促進するはたらきが、薄荷《はっか》（ペパーミント）には腸管を弛緩させる作用が期待できます。

自然な便意がまったくなくなってしまった場合は、これらの薬剤を利用しながら便意をつける訓練をすることになります。便意がなくなってしまった場合、たとえば「朝、トイレに行って坐ること」を習慣づけるといいといわれますが、実際には、このようなことを実践してもまったく排便にはつながりません。

便意が低下、あるいは消失してしまっている人には、たとえば前述の新レシカルボン坐剤を用いて直腸を毎回刺激することが近道なのです。

新レシカルボン坐剤を朝食後30分前後に、あるいは朝忙しくて坐剤を使えない人であれば、就寝の2時間前くらいに、肛門から直腸に挿入し、5分後に直腸内に産出したガスを排出することを繰り返します。このような訓練によって、私のクリニックの便秘の患者さんは6～24カ月で約60％の人で便意が出現するようになっています。

便意が消失してしまった慢性の便秘症患者さんにとっては、直腸を刺激して便意を生じさせることが、便秘解消に向けての重要なポイントなのです。

腸ストレスが原因の大腸がんが心配な人には……

本書を手に取った人の多くは、お腹に何らかの不調を感じていらっしゃるはずです。これまで、腸ストレスを取り除き、温め、動かすことで、病気を防ぐ方法を紹介してきましたが、病院へ行くべき症状を見逃してはいけません。

大腸がんは、早期であればほぼ１００％近く完治する病気ですが、ただし、その時点では自覚症状があまりありません。

では、どのような症状に注意すべきなのでしょうか。

まず、便秘と下痢を交互に繰り返したり、便秘や下痢が2週間以上も続いたり、血便や黒い便、さらに強い腹痛などが伴う場合は、医師に相談すべきでしょう。

たかが便秘と、市販の下剤で対処し続ければ、それだけ腸のはたらきはどんどん停滞し、気づけば重症の便秘になっていた、ということにもなりかねません。

比較的軽度の急性腸炎など、一時的なものならまだ安心できますが、ある程度持続するようであれば、大腸がんなどの深刻な病気が潜んでいることもあります。また、炎症性の腸疾患なども考えられます。過剰なストレスを受けた場合は、過敏性腸症候群による症状も考えられます。

いずれにせよ、お腹の調子がいつもと違っておかしいなと感じ、それが長く続くようなら要注意です。

大腸がんの症状は、大腸のどの部分に、どの程度のがんができるかによって異なりますが、以下に気をつけるべき具体的な症状を列記します。

○急に便秘になった。
○便が細くなった。
○排便のあとも便が残っている感じがする
○便秘と下痢を繰り返している。
○下痢が2週間以上続く。
○排便が不規則。
○血便が出た。
○赤い便や黒い便が出た。
○慢性の便秘で下剤をよく使う。
○お腹の張りや腹痛がある。

以上のような症状がある場合は、早めに受診することが早期発見につながります。

腸ストレスを取り去る1週間シミュレーション

本書では、4万人の腸を診てきた私の経験と、最新の医学研究をもとに、腸ストレスを取り除き、腸を温め、動かす食事や生活習慣を紹介してきました。もしかすると、なかには自分にはやや難しいと感じられるものもあったかもしれません。

そこで最後に、本書のまとめとして、これまで述べてきたさまざまな腸ストレス解消法を日常生活にいかに取り入れるか、冬の一日を例に、その具体例を紹介することにします。

朝：目覚めに温かいスープで腸も爽快

朝、目が覚めた瞬間にベッドから起き出し、食事や外出の準備などテキパキと行動を始める人はほとんどいないでしょう。とくに気温が下がる真冬ともなれば、朝は本当につらい時間帯です。しかし、いつまでもダラダラとばかりもしていられません。活動する日中に向けて、脳も腸もシャキッと目が覚めてくれなければ困ります。

私たちの脳には、この寝ぼけた頭と体をシャキッと起こしてくれるメインスイッチがあります。脳幹網様体《のうかんもうようたい》と呼ばれる部分です。

この脳幹網様体が刺激を受けることで、脳全体が覚醒し、活発に活動するようになります。反対に刺激がなくなると、大脳新皮質と呼ばれる大脳の一部がリラックスすることで、私たちは眠くなるというわけです。

では、いかにして脳幹網様体を刺激すればよいのでしょうか。

この部位は全身からの刺激、たとえば光や音による刺激、味覚への刺激、皮膚や筋肉への刺激によって反応します。

もっと直接的に脳幹網様体を刺激する方法もあります。たとえば、お茶などに含まれるカフェインは、脳幹網様体へのよい刺激となります。寝覚めの水分補給をかねたブレックファーストティーは、目覚めの飲み物としては理にかなっているのです。

さらに、明るい光を目に入れると、その刺激は網膜や視神経を通して、脳幹網様体に伝えられます。また、噛むという行為も、頬《ほお》の奥にある咬筋《こうきん》を使うことで刺激になります。朝食は、パンでもご飯でも固形物を、しっかり噛むことを意識して食べるのが、体の目覚めには効果的だといえます。

朝食として私がおすすめしたいメニューは、「タマネギ、キャベツ、ニンジンのコンソメスープ」です。毎朝食べられるように作り置きしておき、食べるときにスープ皿1杯分を温めて、最後にEXVオリーブオイルを1さじ加えるのがポイントです。

スープの具をよく噛んで食べることで脳幹網様体への刺激となりますし、オリーブオイルの保温効果によって、冬の寒い朝にも体を芯から温めてくれるはずです。また、単純に胃に食べ物が入ることで胃・結腸反射が起こり、さらに直腸反射が促され、排便へとつながります。これで朝から腸ストレスを取り除き、スッキリとしたお腹で活動できる、というわけです。

昼：ブレイクタイムには、脳をクールダウンさせて腸力回復

朝を無事に乗り切り、一日の活動を始めてしばらくたったお昼。ここで、ちょっとひと休み、といきましょう。

理解力、記憶力、思考力、判断力などは、適度に休息をとらないと鈍ってしまいます。朝から脳を使い続けていると、その能力は低下します。ですから、ランチをとり、仕事な

どかいったん離れ、脳と体をリセットさせることが必要です。

デスクワークなどで座りっぱなしの人はとくに、運動不足と交感神経が緊張状態になっているため、腸の活動は停滞気味になっています。外回りの仕事で歩くことが多い人も、寒い冬の場合は、いくら着込んでいるつもりでも体は冷えているので、腸への血流が低下してしまい、その活動はどうしても停滞しがちです。

ですから、昼食時に小休止をとって一時的に心身をリラックスさせたり、腸を温める食材をとることは、お腹を満たすためだけでなく、〝脳力〟と〝腸力〟の回復にとっても、とても大切なことなのです。

お昼も、やはりEXVオリーブオイルを上手に利用したいところ。たとえば、ゆっくりランチを食べている時間がなく、コンビニ食になりそうな場合は、シンプルにおにぎり1～2個にインスタントの味噌汁をつけるのはいかがでしょうか。

この味噌汁にティースプーン1～2杯のEXVオリーブオイルを入れるだけで、腸が温まる保温効果がさらにアップしたスペシャルな味噌汁になります。おにぎりではなく、サンドイッチなどパン食の場合は、温かい野菜スープなどにEXVオリーブオイルを入れてもよいでしょう。

このように手っ取り早く腸を温めて、動かす食事が用意できるので、職場にもできればEXVオリーブオイルを1本常備しておきたいところです。

胃腸の消化力は、実は昼時が最高な状態にあります。食べ物が胃から十二指腸に移動していく速度は、正午頃が最も速いというデータがあります。また、食べた固形物が胃に残る割合は、午前中よりも午後のほうが高いというデータもあります。昼に食べたものは、すみやかに胃から十二指腸に移動するので消化にもよいのです。

その点からも、朝食や夕食より、昼食を多くとるのがよさそうです。スペインやイタリアの人々のように、ランチで1日のうちで最もボリュームのある食事を食べるのは、医学的にも理にかなっていることなのです。

そして午後3時頃の、ちょっとした休憩には、オリーブ・ココアをおすすめします。お腹が温まりますし、ココアの食物繊維やオリゴ糖などが腸を元気にしてくれるはずです。何よりおいしいので、ぜひ一度試してみてください。

夜：体も腸も温め、リラックスさせる夜の工夫

昼間からずっと緊張状態にあった交感神経は、夜になるにしたがってしだいに落ち着いていき、代わって副交感神経の活動が活発になっていきます。

冬場は、仕事から帰ってくると、体が冷えてしまったために交感神経が緊張状態にあり、お腹も血流量が減って冷えてしまっている状態です。そこで、体とお腹を温める食事が必要です。

また、1日中酷使した脳を、クールダウンさせる必要があります。そのためには、脳幹網様体への刺激を遮断するために、たとえば照明を間接照明に切り替えるなどして光の刺激を弱めるのもいいでしょう。たとえば、キャンドルライトのもとでディナーなんていうのも、たまにはいいかもしれません。柔らかな光に包まれることで、心身ともにリラックスしていくのが感じられるでしょう。

では、腸を温めるディナーにふさわしい料理とは何でしょうか。たとえば「カレー風味ミネストローネ、EXVオリーブオイルの回しがけ」はいかがでしょうか。これは、前述

のようにカレーのスパイスに含まれるシナモンやジンジャーの体を温めてくれる素材に加えて、ＥＸＶオリーブオイルの保温作用が加えられ、最強の温め食事になります。これを食べれば、野菜などたっぷりの具材でお腹は満たされ、カレー＋ＥＸＶオリーブオイルで体もお腹も温まるというわけです。

和食なら、「具だくさんのけんちん汁」がいいでしょう。これにももちろんＥＸＶオリーブオイルを回しがけします。けんちん汁にオリーブオイル？　と疑問に思う人もいるかもしれませんが、そうすることでより味が引き締まり、かつまろやかになっておいしいのです。

そして食後の安らかなひとときには「オリーブ・ホットレモネード」がおすすめです。もともと、南イタリアやスペインなどの地中海沿岸では、野菜サラダを食べる際はとくにドレッシングを用意することなく、各自がオリーブオイルやレモンを適当にかけて食べています。これはＥＸＶオリーブオイルとレモンの相性のよさを物語っています。さらに、オリーブオイルのビタミンＥと、レモンのビタミンＣの組み合わせは、抗酸化作用の点から考えても最強といえます。ビタミンＣは、活性酸素と結びついて酸化してしまったビタミンＥの抗酸化作用を元通りにしてくれるはたらきがあるからです。

レモンを搾って、甘味料にはオリゴ糖を加え、お湯を注ぎ、最後にEXVオリーブオイルを適量入れるだけでできあがるオリーブ・ホットレモネードは、おいしくて体を温めてくれる飲み物といえます。

体が冷えすぎて眠れないような夜はとくに、入浴でしっかり体を温めたうえで、このオリーブ・ホットレモネードや、前に紹介したオリーブ・ココアを飲んで体を温めてからベッドに入れば眠りにつきやすくなるでしょう。

読者のみなさんも、このような腸ストレスを取り除く食事&生活習慣をぜひ実生活に活かしてみてください。そうすることで、腸はスッキリ元気を取り戻し、明日への活力もみなぎってくるはずです。

付録

腸を温め、動かす！　５つの腸ストレス解消レシピ

◎**酸化ストレス**を取り去るレシピ

1　アボカドサラダ

〈材料〉2人分

・アボカド　1個
・タマネギ　1/4個
・レモン　1/6個
・オリーブオイル　大さじ1
・塩コショウ　少々

〈作り方〉

①タマネギはみじん切りにして、レモンを搾って、オリーブオイルを混ぜ、塩コショウで少し濃いめに味付けをする。

②アボカドは種と皮を取り除き、１㎝幅にスライスしておく。
③器にアボカドを盛り、①のタマネギソースをたっぷりとかける。

２　ニンニクトマト

〈材料〉２人分

・ニンニク　１片
・タマネギ　１個
・トマト水煮缶（ホール）　1/2個
・チキンスープ　２００㎖
・フランスパン　８㎝
・オリーブオイル　小さじ2
・パセリ　少々
・塩コショウ　少々

〈作り方〉

①ニンニクは皮と芯を取り除いてみじん切りにし、鍋に入れてオリーブオイル小さじ1（分量外）を加えて弱火にかける。

②ニンニクの香りがしてきたら、繊維に沿って薄切りにしたタマネギを加えて透き通るまで炒め、トマト水煮缶とチキンスープを加えて軽く煮込む。塩コショウで調味。

③②にフランスパンをちぎって加えてひと煮立ち。器に盛ってオリーブオイルを回しかけ、みじん切りにしたパセリを散らす。

◎低体温ストレスを取り去るレシピ

3　生姜カレースープ

〈材料〉 2人分

・生姜　チューブで4㎝もしくはすりおろして小さじ1強

・ニンニク　チューブで１㎝もしくはすりおろして小さじ1/2
・トマト水煮缶　1/2個
・カレー粉　小さじ２強
・チキンスープ　３００㎖
・オリーブオイル　小さじ１
・塩コショウ　少々

〈作り方〉

①生姜、ニンニク、トマト水煮缶を鍋に入れ、中火にかけて煮立たせる。
②①にカレー粉を加えてよく混ぜ、①に少しずつチキンスープを加えて伸ばす。塩コショウで調味。器によそい、オリーブオイルをたらす。

4　梅生姜醤《うめしょうがじゃん》ティー

〈材料〉2人分

・梅干し　2個
・生姜　チューブで4㎝
・しょう油　少々
・オリーブオイル　小さじ1
・番茶　240ml

〈作り方〉

①湯のみに梅干しと生姜を入れて熱い番茶を注ぎ、しょう油とオリーブオイルを垂らして、箸で軽く混ぜる。

◎欠食・偏食ストレスを取り去るレシピ

5　ワカメ生姜雑炊

〈材料〉2人分

・乾燥ワカメ　3g
・生姜　親指大10g
・出汁　320ml
・麦ご飯　1膳
・しょう油　少々

〈作り方〉

①生姜はすりおろし、乾燥ワカメは水につけて戻しておく。
②鍋に出汁を入れて温め、生姜、水を切って一口大に切ったワカメ、麦ご飯を加えて軽く

煮込む。
③しょう油で調味する。

6　寒天入り納豆汁

〈材料〉2人分

・ひき割り納豆　1パック
・出汁　320ml
・味噌　小さじ1から2
・木綿豆腐　1/4丁
・ネギ　1/4本
・粉寒天　あれば3g程度

〈作り方〉

①納豆はよく練り、できればすり鉢などですりつぶしておく。味噌を加えてさらに混ぜて

おく。

③②に①と粉寒天を入れて混ぜ、器に盛って薄切りにしたネギを乗せる。

②鍋に出汁を温め、角切りにした木綿豆腐を加える。

◎心理ストレスを取り去るレシピ

7　ザワークラウトスープ

〈材料〉2人分

・ザワークラウト　60g
・チキンスープ　320ml
・パプリカパウダー　小さじ1
・塩コショウ　少々

〈作り方〉

①鍋にザワークラウトとチキンスープを入れて火にかけ、煮立ったらパプリカパウダーを加えてよく混ぜる。そのまま弱火で数分。

②塩コショウで味を調える。

8　甘酒ミルク

〈材料〉２人分

・甘酒　１５０ml

・低脂肪牛乳　１５０ml

・オリゴ糖　適宜

〈作り方〉

①鍋に甘酒と低脂肪牛乳を入れて弱火にかける。温まったら味見をし、好みでオリゴ糖を加える。

9　バナナとイチゴ、甘酒のスムージー

〈材料〉2人分

・バナナ　1/2本
・イチゴ　2粒
・甘酒　200ml

〈作り方〉

①すべての材料をミキサーにかける。濃ければ、水か氷を足して濃度を調整する。

◎免疫ストレスを取り去るレシピ

10　サーモンユッケ

〈材料〉2人分
・刺身用サーモン　100g
・生卵（卵黄のみ）　1個
・タクアン　20g
・細ネギ　少々
・しょう油　少々

〈作り方〉
①サーモンとタクアンは、適当に刻んで混ぜておく。
②①を器に入れ、少しくぼみを作って卵黄を乗せる。ネギの小口切りを散らして、好みで

しょう油をたらす。

11　ツナと海藻のサラダ

〈材料〉2人分

・ツナ缶（ノンオイル）　1缶
・サラダ用海藻　ふたつかみ
・米酢　小さじ1
・オリーブオイル　大さじ2
・しょう油　小さじ1から2

〈作り方〉

①大きめのボウルに水気を切ったツナ缶とサラダ用の海藻を入れ、米酢、オリーブオイル、しょう油を回しかけて全体をよく混ぜる。

おわりに

本書の冒頭でも述べたように、ここ数年、温暖化のためか、夏が極端に暑く、秋が短くて、急に寒くなるようなパターンが続いています。つまり、最高気温が一気に10度も低下するようなときが多いのです。

このような変化に対して、人間の体、とくに腸はついていくのがむずかしいためか、極端に腸の調子が悪くなり、排便困難となってしまう人が少なくありません。

したがって腸を温かく保つことは、腸のためにも、そして体全体の健康のためにも、本当に必要なことだと思います。本書を読んでいただければ、そのための対策法等が得られて、多少なりとも腸の不調の改善にお役に立てるのではないかと思います。

最後となりましたが、本書を出版するにあたり、料理に関してお世話になった横塚美穂氏、編集協力していただいたモジカンパニーの松橋俊介氏、そして編集を担当していただいた中野和彦編集長に心から御礼申し上げます。

２０１３年１月

松生恒夫

青春新書 INTELLIGENCE

こころ涌き立つ「知」の冒険

いまを生きる

"青春新書"は昭和三一年に——若い日に常にあなたの心の友として、その糧となり実になる多様な知恵が、生きる指標として勇気と力になり、すぐに役立つ——をモットーに創刊された。

そして昭和三八年、新しい時代の気運の中で、新書"プレイブックス"にその役目のバトンを渡した。「人生を自由自在に活動《プレイ》する」のキャッチコピーのもと——すべてのうっ積を吹きとばし、自由闊達な活動力を培養し、勇気と自信を生み出す最も楽しいシリーズ——となった。

いまや、私たちはバブル経済崩壊後の混沌とした価値観のただ中にいる。その価値観は常に未曾有の変貌を見せ、社会は少子高齢化し、地球規模の環境問題等は解決の兆しを見せない。私たちはあらゆる不安と懐疑に対峙している。

本シリーズ"青春新書インテリジェンス"はまさに、この時代の欲求によってプレイブックスから分化・刊行された。それは即ち、「心の中に自らの青春の輝きを失わない旺盛な知力、活力への欲求」に他ならない。応えるべきキャッチコピーは「こころ涌き立つ"知"の冒険」である。

予測のつかない時代にあって、一人ひとりの足元を照らし出すシリーズでありたいと願う。青春出版社は本年創業五〇周年を迎えた。これはひとえに長年に亘る多くの読者の熱いご支持の賜物である。社員一同深く感謝し、より一層世の中に希望と勇気の明るい光を放つ書籍を出版すべく、鋭意志すものである。

平成一七年

刊行者　小澤源太郎

著者紹介
松生恒夫〈まついけ　つねお〉
1955年東京生まれ。松生クリニック院長。医学博士。東京慈恵会医科大学卒業。同大学第三病院内科助手、松島病院大腸肛門病センター診療部長などを経て、2004年、東京都立川市に松生クリニックを開業。現在までに4万件以上の大腸内視鏡検査を行ってきた第一人者で、地中海式食生活、漢方療法、音楽療法などを診療に取り入れ、効果を上げている。著書に『「腸ストレス」を取り去る習慣』『「腸ストレス」を取ると老化は防げる』(いずれも小社刊)をはじめ、『名医が教える「便秘」を治す15の法則』(平凡社)など多数。
「松生クリニック」 matsuikeclinic.com

「腸《ちょう》を温《あたた》める」と
体《からだ》の不調《ふちょう》が消《き》える

青春新書
INTELLIGENCE

2013年2月15日　第1刷
2013年4月1日　第2刷

著者　松《まつ》生《いけ》恒《つね》夫《お》

発行者　小澤源太郎

責任編集　株式会社プライム涌光
電話　編集部　03(3203)2850

発行所　東京都新宿区若松町12番1号 〒162-0056　株式会社青春出版社
電話　営業部　03(3207)1916　振替番号　00190-7-98602

印刷・中央精版印刷　製本・ナショナル製本

ISBN978-4-413-04388-5